直面溃疡性结肠炎

——知名中西医结合专家访谈实录

主编　李军祥　王志斌

副主编　王林恒　陈晓伟

编委（按姓氏笔画排序）

丁庞华　王　敏　王允亮　王志斌　王林恒　王建芳　毛堂友
石　磊　史　瑞　刘丽娟　许　冰　孙中美　李军祥　李晓红
余轶群　张　厂　张丽杰　陈　晨　陈晓伟　陈润花　孟　捷
赵兴杰　赵薇巍　胡立明　胡海荣　姚玉璞　贾博宜　原文静
高康丽　郭　一　常　青　韩亚飞　韩海啸　程佳伟　谢春娥
谢添弘　谭　祥　魏仕兵

U0235642

人民卫生出版社

图书在版编目（CIP）数据

直面溃疡性结肠炎：知名中西医结合专家访谈实录 /
李军祥，王志斌主编 . —北京：人民卫生出版社，2020
　　ISBN 978-7-117-29418-8

Ⅰ . ①直⋯ Ⅱ . ①李⋯②王⋯ Ⅲ . ①溃疡 – 结肠炎
– 中医治疗法　Ⅳ . ①R259.746.2

中国版本图书馆 CIP 数据核字（2019）第 281729 号

人卫智网　**www.ipmph.com**　医学教育、学术、考试、健康，
　　　　　　　　　　　　　　　购书智慧智能综合服务平台
人卫官网　**www.pmph.com**　人卫官方资讯发布平台

直面溃疡性结肠炎
——知名中西医结合专家访谈实录

主　　编：李军祥　　王志斌
出版发行：人民卫生出版社（中继线 010-59780011）
地　　址：北京市朝阳区潘家园南里 19 号
邮　　编：100021
E - mail：pmph @ pmph.com
购书热线：010-59787592　010-59787584　010-65264830
印　　刷：河北新华第一印刷有限责任公司
经　　销：新华书店
开　　本：710×1000　1/16　　印张：13　　插页：2
字　　数：220 千字
版　　次：2020 年 3 月第 1 版　2020 年 3 月第 1 版第 1 次印刷
标准书号：ISBN 978-7-117-29418-8
定　　价：42.00 元
打击盗版举报电话：010-59787491　E-mail：WQ @ pmph.com
质量问题联系电话：010-59787234　E-mail：zhiliang @ pmph.com

主编介绍

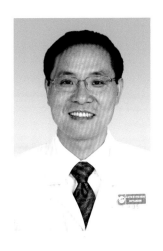

李军祥，男，教授、主任医师、博士研究生导师，从事中医内科学消化专业临床工作30余年，师从中国工程院院士、著名中医专家董建华教授，现任国家级脾胃病重点专科负责人，中国中西医结合学会消化系统疾病专业委员会主任委员、中华中医药学会脾胃病分会副主任委员，中国医师协会中西医结合消化专家委员会副主任委员，北京中医药大学东方医院消化内科主任，世界中医药学会联合会消化系统疾病专业委员会常务理事，《中国中西医结合杂志》编委，《中国中西医结合消化杂志》副主编，《世界华人消化杂志》编委，《世界中西医结合杂志》编委，国家自然科学基金评审专家，国家食品药品监督管理局药品审评委员会专家。在国内外杂志共发表论文160余篇，其中12篇被SCI收录；主编著作11部，其中包括《中医内科学》等教材2部；发明专利8项。承担国家级及省部级课题32项。曾获教育部科技进步二等奖、中华中医药学会科技进步二等奖和北京市科技进步三等奖等多项奖励。荣获国家中医药领军人才支持计划——岐黄学者、全国第二届百名杰出青年中医、北京首届群众喜爱的中青年名中医、北京市优秀青年骨干教师等称号；入选教育部新世纪优秀人才支持计划。

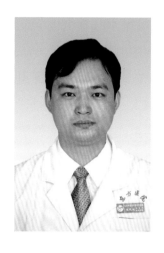

　　王志斌,男,博士、副主任医师,毕业于北京中医药大学,现任北京中医药大学东方医院西院区消化科主任,兼任中国中药协会消化病药物研究委员会副主任委员,北京中西医结合协会消化内镜学专业委员会秘书,吴阶平医学基金会炎症性肠病联盟中医药专业委员会委员等职。从事中西医结合治疗消化系统疾病15年,师从李军祥教授,传承董建华院士治疗脾胃病经验,擅长中西医结合治疗炎症性肠病、慢性胃炎、胃癌前病变、功能性胃肠病、酒精性肝病、非酒精性脂肪性肝病、肝硬化;擅长消化内镜检查及消化内镜下治疗,具备消化内镜四级操作水平。发表论文30余篇,其中1篇被SCI收录;参编学术著作2部。主持及参与国家级、省部级课题多项,作为主要参与者获中华中医药学会科学技术奖二等奖、教育部科学进步奖二等奖、北京中医药大学科学技术奖一等奖。

前言

溃疡性结肠炎是一种病因尚未完全明确的炎症性疾病，好发于欧洲及北美等西方发达国家，以前认为我国的发病率相对较低，但随着人民生活水平的提高，周围环境的变化和诊断水平的提高，近年来我国溃疡性结肠炎的发病率和患病率呈现逐年上升趋势。溃疡性结肠炎因病情迁延、易复发，病程中可并发消化道大出血、穿孔、癌变及中毒性巨结肠等并发症，严重影响患者的生活质量，甚至危及生命。

我国溃疡性结肠炎病例以轻、中度为主，中医药综合治疗溃疡性结肠炎是我国的特色与优势，笔者所带领的溃疡性结肠炎研究团队开展了一系列中医药防治溃疡性结肠炎的研究，研究表明中医药治疗轻、中度溃疡性结肠炎具有很好的疗效，治疗重度患者的疗效虽不如美沙拉嗪和糖皮质激素起效快，但联合西药治疗可以改善患者的症状，提高临床疗效，降低复发率，提升生活质量，并且可以减少甚至停用美沙拉嗪和糖皮质激素。正是由于以上优势，全国各地来寻求中医药治疗的患者络绎不绝，同时笔者在出专家门诊过程中，虽尽量解答患者的各种各样的疑问，但是限于诊务繁忙，指导、解答仍存在意犹未尽、力不从心的地方，全国各地的患者抱着希望、带着各种疑问来诊，他们中有的因为饮食的问题困惑，有的因为本病不敢出去旅游、不敢交朋友，甚至不敢生育，有的因为畏惧癌变而焦虑抑郁……还有大量患者因为路途遥远，纷纷来电、来信咨询，寻求解答和帮助，他们的疑问代表了多数患者共同的疑问，他们的担心是很多患者共同的担心。为了更好地为患者服务，更好地解答溃疡性结肠炎患者的疑问，笔者决定编写一本小册子以解答患者常见的、主要的、重要的问题，主要选择临床中患者经常提及的与患者切实相关的，甚至实习医生和年轻医生都关心的问题，组织团队人员予以解答，编写汇集。希望这本书能够给溃疡性结肠炎患者带来实实在在的帮助,提高他们对本病的认识,解除他们心中的疑惑,避免身心的痛苦,增加医患之间的交流,从而达到医患配合共同攻克溃疡性结肠炎这一世界性难题的目的。

由于编者时间、精力和能力的限制,本书可能存在一些不足之处,望读者批评、指正。

李军祥　王志斌

2019 年 4 月

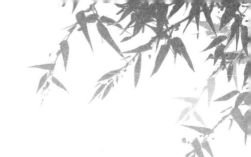

目 录

一、病因篇

二、诊断篇

三、治疗篇

四、住院治疗

五、饮食生活篇

六、生育及儿童篇

七、个体化健康管理篇

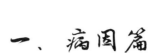

一、病因篇

什么是溃疡性结肠炎？

病例简介: 陈某,女,26岁,1个多月前发现大便带血,在当地医院就诊,电子结肠镜检查提示溃疡性结肠炎(活动期,直肠型)。服用中药汤药治疗,未见明显缓解,遂前来就诊。

患者: 医生,起初我发现大便里面有鲜血,还以为是痔疮引起的出血,我们当地的医生刚开始也考虑是痔疮,差点就做了痔疮手术。后来做完肠镜检查后发现是溃疡性结肠炎。现在我大便每天4~5次,有黏液脓血。我想问问这到底是个什么样的疾病?

患者疑问: 什么是溃疡性结肠炎?

专家解答: 溃疡性结肠炎是一种病因尚不十分清楚的结肠和直肠慢性非特异性炎症性疾病,病变局限于大肠黏膜及黏膜下层。病变多位于乙状结肠和直肠,也可延伸至降结肠,甚至整个结肠。这个病的常见临床表现是腹泻、黏液脓血便、腹痛,病程漫长,常反复发作。本病见于任何年龄,但以15~35岁患者最多见。

不少患者在被确诊为溃疡性结肠炎时都是第一次听说这个病名,对这个病知之甚少。其实溃疡性结肠炎是一种发病率正在逐年上升的消化系统疾病。

为什么会患溃疡性结肠炎？

病例简介: 刘某,男,15岁,发现溃疡性结肠炎病1年余,初起大便6~7次/天,时有腹痛,里急后重,无发热等症状,电子结肠镜检查提示溃疡性结肠炎(活动期,左半结肠型),口服美沙拉嗪肠溶片4g/d,症状控制良好,大便1~2次/天,无黏液脓血。2个月前患者自行停用美沙拉嗪肠溶片,现大便5~6次/天,大量黏液脓血,遂来寻求中医药治疗。

患者:医生,我为什么会得这个病?我的父母亲并没有这个病,我平时基本上在学校食堂吃饭,也没有乱吃东西,为什么会得这个病呢?

患者疑问:为什么会患溃疡性结肠炎?

专家解答:很多患者来就诊的时候提出类似的疑问。关于溃疡性结肠炎的病因,目前尚未完全明确,可能与下列因素有关。

(1)免疫异常:当前多认为溃疡性结肠炎系因肠黏膜的正常防御作用削弱,导致免疫调节失常所致。

(2)遗传因素:本病发病率在种族之间有明显差别。显示本病血缘家族的发病率较高,有5%~15%患者的血缘家族患有本病。

(3)感染因素:溃疡性结肠炎的病理变化与临床表现,与结肠感染性疾病如细菌性痢疾等相似,一般认为如有感染存在,可能是本病的继发病变。

(4)精神影响:精神抑郁、焦虑对本病的发生与复发可能有一定影响,因此有人提出精神异常是溃疡性结肠炎的病因或诱发因素。

(5)环境因素:溃疡性结肠炎在卫生条件较好的发达国家发病率高于发展中国家,这可能与卫生环境有关。

饮食对溃疡性结肠炎影响大吗?

病例简介:宋某,男,32岁,发现溃疡性结肠炎病2年余,现口服美沙拉嗪肠溶片4g/d,症状控制良好,大便3~4次/天,有少量黏液脓血,前来就诊。

患者:医生,我发现溃疡性结肠炎病2年多了,我一吃牛奶和豆浆等食物,马上就想去上厕所,我感觉我这个病好像跟饮食关系挺密切的。

医生:有腹痛、腹胀吗?

患者:有,特别是吃得不合适的时候,吃下去马上肚子疼想去厕所,特别着急。医生,饮食对溃疡性结肠炎的影响很大吗?

患者疑问:饮食对溃疡性结肠炎影响大吗?

专家解答:溃疡性结肠炎发病与饮食因素密切相关,有研究发现饮食中某些成分能够影响肠内炎性转录因子及炎性介质的表达,或者造成肠道菌群紊乱,破坏肠道内稳态,引起肠道炎症反应,因此饮食禁忌在本病的治疗中有着很重要的作用。本病忌牛乳、豆浆、牛肉、羊肉、海鱼、虾、蟹、深加工和含防腐剂食品等;忌辛辣、油腻、生冷、刺激之品。

情绪对溃疡性结肠炎有什么影响？

病例简介：韩某，女，35岁，溃疡性结肠炎病史4年余，病初黏液脓血便4~5次/天，时有腹痛，里急后重，无发热等症状，电子结肠镜检查提示溃疡性结肠炎（活动期，左半结肠型），口服美沙拉嗪肠溶片4g/d联合中药治疗，症状控制良好。半个月前患者因母亲生病住院着急上火后，再次出现黏液脓血便，10余次/天，伴有腹痛、里急后重，时有发热，体温在38.5℃左右，继续口服美沙拉嗪肠溶片4g/d联合中药至今，无效，遂来就诊。

患者：医生，我刚开始吃的时候效果还挺好的，半个月前因为母亲生病住院，在医院照顾母亲，母亲病情比较重，所以比较着急，症状又加重了，吃着药也没用。大便一天10次，有黏液脓血。我感觉情绪对我的病情影响蛮大的，医生能帮我解答一下吗？

医生：你这次复发是比以前严重了，现在都属于重度了，得这个病平时不能着急生气，也不能太累，一定要把心态调整好。

患者疑问：情绪对溃疡性结肠炎到底有什么影响呢？

专家解答：国内外临床观察发现溃疡性结肠炎患者存在个性缺陷和多种心理健康问题，如敏感、多疑、内向、悲观、抑郁、焦虑、易怒、情绪不稳定、对各种刺激反应强烈、对人际关系敏感、适应环境的能力较差，焦虑、抑郁的发生率高于其他慢性疾病及健康人群。情绪可能是通过改变脑-肠轴功能、兴奋自主神经系统、促进多种神经递质释放及增加免疫细胞活性、改变细菌和黏膜交互作用等途径导致溃疡性结肠炎的发生及发展。有许多患者病情已趋于稳定，但是因为家庭琐事生气抑郁，病情突然加重，最后不得不更改治疗方案。所以，溃疡性结肠炎患者要尽量避免情绪刺激，做到心态平和，必要时运用抗焦虑抑郁药物。

肠道菌群失调对溃疡性结肠炎影响大吗？

病例简介：崔某，女，52岁，溃疡性结肠炎病史4年余，口服清肠温中方配方颗粒2年余，现大便3~4次/天，不成形，偶有腹部隐痛，无里急后重，症状控制良好。

患者：医生，我最近大便每天3~4次，没有明显的黏液脓血，就是还有点不太成形,我是不是肠道菌群紊乱了,这个对我影响大吗?

医生:考虑到肠道菌群失调对本病的影响,再给你用上调节肠道菌群的药物如整肠生(地衣芽孢杆菌活菌)、培菲康(双歧杆菌三联活菌散)等辅助治疗。

患者疑问:肠道菌群失调对溃疡性结肠炎有什么影响?

专家解答:在正常情况下,人的肠道内菌群是一个复杂的微生态系统,肠道菌群间相互依存、制约,保持着相对稳定的比例,从而达到肠道微生态系统的平衡。溃疡性结肠炎的发生与益生菌的减少、致病菌的增加有很大关系,有研究表明溃疡性结肠炎患者的大肠杆菌菌数较正常人显著增加,双歧杆菌、乳杆菌较正常人显著减少,而肠球菌及类杆菌数量无显著变化,因此目前认为溃疡性结肠炎与肠道菌群紊乱有密切的关系。

哪些人容易患溃疡性结肠炎?

病例简介:纪某,女,25 岁,发现溃疡性结肠炎 2 个月余,现口服美沙拉嗪肠溶片 4g/d 联合中药治疗,症状控制良好,现在大便 1~2 次 / 天,成形,无黏液脓血,肚子也不疼。

患者:医生,我最近挺好的,你说我怎么就得了溃疡性结肠炎,哪些人容易得这个病? 我得这个病之前都没有听说过这个病。

患者疑问:哪些人容易患溃疡性结肠炎?

专家解答:溃疡性结肠炎的发病与多种因素有关,其发病主要集中在 15~35 岁,青少年发病率明显高于低年龄段和高年龄段,这可能与青少年社会心理压力大、情绪易波动、饮食无规律等相关,此外该病有家族聚集现象,一级亲属发病率显著高于普通人。同时饮食不节或不洁,工作学习所致的精神过于紧张,受凉、感染、劳累等因素均可能与疾病的发生有一定的关系。

中医学是如何认识溃疡性结肠炎的?

病例简介:李某,女,35 岁,确诊中度溃疡性结肠炎 2 年余,长期口服美沙拉嗪肠溶片治疗,病情时轻时重,现寻求中医治疗,前来就诊。

患者:医生,我患病 2 年多了。现在主要是吃美沙拉嗪肠溶片。大便每天 3~4 次吧,还特别黏,有鲜血。肛门热辣辣的。肚子总是隐隐约约地疼痛,想吃中药治疗治疗,也想听听中医是怎么认识我这个病的。

医生:伸舌头我看看(舌质红,苔黄腻)。脉按之滑数有力。目前按照中医辨证属于湿热内蕴证,湿热缠绵难愈,所以治疗的时间会比较长。

患者疑问:中医学是如何认识溃疡性结肠炎的?

专家解答:中医学认为本病病位在肠,本虚标实,寒热错杂;其中脾阳不足为本,湿热内阻、气滞血瘀为标。病因病机为患者进食生冷、饮食不节、工作劳倦、精神紧张,皆可损伤脾胃,导致脾失健运,寒湿内生,留于胃肠间。湿性黏滞,湿邪郁滞日久,易化热,导致湿热内阻,湿热与肠道气血相搏结,气血凝滞,化为脓血,故患者出现腹泻,黏液脓血便;肠道传导失司,气血阻滞,腑气不通,故腹痛,里急后重;脾胃虚弱,脾阳不足,温煦失司,故腹部冷痛,受凉即发。湿热内蕴下注于后阴则肛门灼热。

细菌感染与溃疡性结肠炎有什么关系?

病例简介:王某,女,36岁,发现溃疡性结肠炎6个月余。6个余月前,患者大便次数增多,7次/日,不成形,水样便,患者认为是细菌感染导致的肠炎,自行服用左氧氟沙星片后,大便次数仍多,且出现黏液血便。遂在当地医院就诊,行电子结肠镜检查提示:溃疡性结肠炎(直乙结肠型,活动期),服用肠溶片治疗后,未见明显缓解,现大便4~5次/天,有黏液脓血,前来寻求中医治疗。

患者:医生,我发现溃疡性结肠炎6个多月了。当时大便次数比较多,一天拉了7次,不成形,水样便,我觉得可能是吃坏东西了,细菌感染导致的肠炎,自己吃了点左氧氟沙星片,但是大便次数没有减少,里面还有点黏液和血,我们当地的医生建议我做个肠镜检查,这是肠镜检查报告单,考虑是溃疡性结肠炎。医生,我这个病是细菌感染引起的吗?

患者疑问:细菌感染与溃疡性结肠炎有什么关系?

专家解答:在临床中,很多患者开始以为自己得了急性胃肠炎,自行服用一些抗生素,往往效果不佳或者病情反复后才发现是溃疡性结肠炎;溃疡性结肠炎结肠黏膜炎症改变所致的症状与许多感染性腹泻者相似,某些患者粪便中可以培养出细菌,如链球菌等,部分患者应用抗菌药物治疗有效,因而有人认为本病与感染有关。但多年来反复研究皆未能直接找到感染微生物的根据。细菌感染很快就能痊愈,溃疡性结肠炎常反复发作,合理的电子结肠镜检查有助于区别两者。

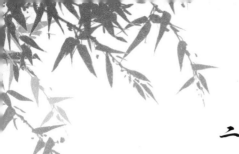

二、诊断篇

（一）临床表现

溃疡性结肠炎患者的大便是什么样的？

病例简介：朱某，女，61岁，2周前行结肠镜检查示：溃疡性结肠炎（活动期，直肠型），病理检查示：隐窝炎症，偶见隐窝脓肿形成。现大便1次/天，有少许黏液脓血，大便不成形。

患者：医生，您好！我2周前大便有黏液脓血，一开始觉得可能是痔疮，就用了点马应龙痔疮栓，但是没有效果，医生建议做肠镜检查。这是肠镜检查报告〔溃疡性结肠炎（活动期，直肠型），病理：中性粒细胞浸润，隐窝炎症，偶见隐窝脓肿形成〕。人家都说结肠炎大便次数多，我这没拉肚子怎么也是结肠炎了呢？

患者疑问：溃疡性结肠炎患者的大便是什么样的？

专家解答：黏液脓血便和腹泻见于绝大多数溃疡性结肠炎患者。黏液脓血便是本病活动期的重要表现。腹泻主要与炎症导致大肠黏膜对水钠吸收障碍以及结肠运动功能失常有关，粪便中的脓血则为炎症渗出、黏膜糜烂及溃疡所致。大便次数及便血的程度反映病情轻重，轻者每日排便2~4次，便血轻或无；重者每日可达10次以上，脓血易见，甚至大量便血。粪质亦与病情轻重有关，多数为糊状，重可至稀水样。

溃疡性结肠炎会表现为便秘吗？

病例简介：王某，女，65岁，溃疡性结肠炎30余年，现大便1次/天，有少许黏液脓血，大便干结，一直服用中药治疗，但近期效果不明显，遂来就诊。

患者：我溃疡性结肠炎30多年了，现在大便每天1次，有少许黏液脓血，大便偏干。溃疡性结肠炎的患者不都是大便次数增多不成形吗？我便秘怎么也是这个病？

患者疑问:溃疡性结肠炎会表现为便秘吗?

专家解答:病变局限于直肠或累及乙状结肠患者,绝大多数患者都会腹泻,大便次数增多,大便有黏液脓血,极个别患者可以出现大便干结,这往往是病变引起直肠排空功能障碍所致,这些便秘患者的大便常是黏液便。

大便解黏液脓血便就一定是溃疡性结肠炎吗?

病例简介:郝某,女,34岁,近半月出现大便不成形,1~2次/天,有少许黏液脓血,遂来就诊。

患者:我最近半个月出现大便里面有黏液脓血,我母亲有溃疡性结肠炎,我是不是也是这个病?

医生:大便里面有黏液脓血不一定是溃疡性结肠炎,其他疾病也有可能出现黏液脓血便,除了症状外,最好是做个肠镜检查看一看。

患者疑问:大便解黏液脓血便就一定是溃疡性结肠炎吗?

专家解答:不一定,黏液脓血便常见于痢疾、溃疡性结肠炎、直肠癌等。在阿米巴痢疾时,以血为主,呈暗红色果酱样,细菌性痢疾则以黏液及脓血为主;溃疡性结肠炎除黏液脓血便外,还有腹痛、里急后重等表现;直肠癌以便血为突出表现,还有粪便性状的改变,以及腹痛、腹部肿块、直肠肿块等表现。

溃疡性结肠炎有什么肠道以外的表现?

病例简介:曾某,女,30岁,溃疡性结肠炎3余年,现大便1次/天,有少许黏液脓血,一直服用中药治疗。

患者:最近早上起床后,有点手指关节发僵疼痛,还特别怕凉水,这个症状跟溃疡性结肠炎有关系吗?

医生:可能有一定关系,溃疡性结肠炎除了大便改变外,还有一些患者表现为手指关节疼痛,腰背部、骶髂部等大关节疼痛。

患者疑问:溃疡性结肠炎除了大便改变外还有什么肠道以外的表现?

专家解答:部分患者可有轻度至中度腹痛,多为左下腹或下腹的阵痛,亦可涉及全腹。有疼痛—便意—便后缓解的规律,常有里急后重。若并发中毒性巨结肠或炎症波及腹膜,有持续性剧烈腹痛。另外可有腹胀,严重病例有食欲不振、恶心、呕吐。中、重度患者活动期常有低度至中度发热,高热多提示合并症或见于急性爆发型。重症或病情持续活动可出现衰弱、消瘦、贫血、低蛋白血症、水与电解质平衡紊乱等表现。本病可伴有多种肠外表现，包括外周关节炎、结节性红斑、坏疽性脓皮病、巩膜外层炎、前葡萄膜炎、口腔反复发作溃疡、骶髂关节炎、强直性脊柱炎、原发性胆汁性肝硬化等。

（二）理化检查

溃疡性结肠炎的常规检查有哪些？

病例简介：陈某，女，24 岁，大便中带血及白色黏液 2 个月余。

患者：我最近发现我大便中有脓血。这种情况有 2 个月左右了，大便中有时候有白色果冻样的东西，但是不多，大便有时候 4 次，多的时候 6 次，老想上厕所，上完厕所觉得好像解不干净。大便潜血阳性，大便常规有红细胞、白细胞。你说考虑为溃疡性结肠炎，但是不能确诊，还得去完善哪些检查才能明确诊断？

患者疑问：溃疡性结肠炎的常规检查有哪些？

专家解答：①血液相关：血常规、血沉、C 反应蛋白，其中血红蛋白降低反应贫血；血沉加快，C 反应蛋白增高提示溃疡性结肠炎进入活动期。②自身抗体：外周血抗中性粒细胞胞质抗体（P-ANCA）可能为溃疡性结肠炎的相对特异性抗体，如能检出，有助于溃疡性结肠炎的诊断和鉴别诊断。③粪便：肉眼观察有黏液脓血，显微镜检见红细胞和白细胞，急性发作期可见巨噬细胞，可诊断同时监测溃疡性结肠炎的疾病程度及复发情况。同时能通过粪便病原学检测，除外感染性结肠炎。④粪便钙卫蛋白：是检测肠道炎症的一种标记物，粪便钙防卫蛋白浓度的正常化是溃疡性结肠炎完全愈合的一项重要指标，能用于评估和监测溃疡性结肠炎的活动性，而且与溃疡性结肠炎内镜分级标准具有较好的相关性。⑤结肠镜：是溃疡性结肠炎诊断和鉴别诊断的最重要手段之一，检查时，应尽可能观察全结肠及末端回肠，确定病变范围，必要时取活检做病理检查，以明确诊断及鉴别诊断，也能作为病情程度、药物治疗是否有效及癌变的检测手段。

溃疡性结肠炎患者监测大便常规重要吗？

病例简介：尤某，男，28 岁，发现溃疡性结肠炎 5 年余，现大便 3~4 次 / 天，有少量黏液脓血,服用美沙拉嗪肠溶片联合中药治疗。

患者:我最近大便还是不太好,大便每天 3~4 次,我要做个大便常规 + 潜血吗? 溃疡性结肠炎患者需要定期监测人便常规 + 潜血吗? 这个很重要吗?

患者疑问:溃疡性结肠炎患者监测大便常规重要吗?

专家解答:大便常规检查可以了解消化道有无细菌感染以及寄生虫感染等病情,主要内容是:粪便颜色、粪便形态、粪便红细胞及白细胞、粪便潜血,定期检测大便有助于了解病情变化,调整药物的使用。

如何留取大便化验标本?

病例简介:李某,男,35 岁,发现溃疡性结肠炎 2 年余。

患者:我最近大便还是不太好,大便每天 5~6 次,不成形,我自己能看到少量黏液脓血,但是我查的大便常规 + 潜血报告上没有显示异常,这是怎么回事?

医生:可能是你留取大便标本的方法不对造成的。

患者疑问:如何留取大便化验标本?

专家解答:取标本时应从粪便内部挑取,存放于清洁的便盒内,一般取 1 个花生米大小的便量即可,不得混入尿液和水;应挑取异常部分,如溃疡性结肠炎患者应挑取脓血黏液部分,才能得到真实的结果。

大便常规检查各项指标代表什么?

病例简介:汪某,男,55 岁,发现溃疡性结肠炎 6 年余,现大便 1~2 次 / 天,有少量黏液脓血。

患者:我最近大便里还有点黏液脓血,我今天早上查了大便常规 + 潜血,这个报告怎么看? 有什么问题吗?

患者疑问:大便常规检查各项指标代表什么?

专家解答:大便常规主要有 4 项内容。

(1) 粪便颜色

正常颜色:成人呈黄褐色,婴儿为黄色或金黄色。

临床意义:柏油色,见于上消化道出血等。红色,见于痢疾、结肠癌、痔出血等。陶土色,见于各种原因所致阻塞性黄疸等。绿色,见于婴儿消化不良等。黄绿色,见于伪膜性肠炎等。

（2）粪便形态

正常形态：成形软便。

临床意义：粥样或水样稀便，见于急性胃肠炎、食物中毒、伪膜性肠炎等。黏液性或脓血性便，见于细菌性或阿米巴痢疾、溃疡性结肠炎、结肠癌、直肠癌等。凝乳块便，见于婴儿乳汁消化不良等。细条状便，见于结肠癌等所致直肠狭窄。米汤样便，见于霍乱、副霍乱等。

（3）粪便细胞

正常参考值：红细胞：0/HP。白细胞：偶见/HP。

临床意义：红细胞出现和增多，见于痢疾、溃疡性结肠炎、克罗恩病、结肠癌、痔疮出血等；白细胞增多，见于溃疡性结肠炎、克罗恩病、细菌性痢疾。

（4）粪便潜血

正常参考值：阴性。

临床意义：阳性，见于消化性溃疡、胃肠道恶性肿瘤、伤寒、溃疡性结肠炎、克罗恩病、肝硬化等所引起的消化道出血。

怎么看溃疡性结肠炎患者血常规化验单？

病例简介：介某，女，28 岁，发现溃疡性结肠炎 3 年余。

患者：我最近挺好的，我今天早上查了血常规，这个报告怎么看？有什么问题吗？

患者疑问：怎么看溃疡性结肠炎患者血常规化验单？

专家解答：血常规化验包括很多项目，但主要有血红蛋白测定、白细胞计数及分类、血小板计数 3 项。看血常规化验单，重点看这 3 项。

（1）血红蛋白测定：血红蛋白是红细胞内参与氧气运输的一种蛋白质，铁、叶酸、维生素 B_{12} 是其合成的重要原料。正常男性为（120~160）g/L，女性为（110~150）g/L；血红蛋白低于正常水平称为贫血。

（2）白细胞计数及分类：血液中的白细胞俗称"白血球"，包括中性粒细胞、嗜酸性粒细胞、嗜碱性粒细胞、淋巴细胞和单核细胞。化验单中白细胞计数是指测定血液中白细胞的总数，分类是指计算上述各类白细胞的百分比。在不同的疾病状况下，可引起不同类型白细胞的数量变化。白细胞减少常见于：①病毒性感染；②某些细菌、原虫性感染；③血液病如再生障碍性贫血、白细胞不增多性白血病、急性粒细胞缺乏症、恶性组织细胞增生症等；④某些药物及化学试剂及放射线影响。白细胞增多常见于：①全身或局部感染；②明显的白细胞升高应警惕白血病的可能；③某些肿瘤可致白细胞升高；④外伤或组织坏死，如大面积烧伤等。

（3）血小板计数：血小板的正常值范围为（100~300）× 10^9/L。血小板的主要功能是参与机体的止血与凝血。血小板数量过高血液会处于高凝状态，容易发生血栓，过低则容易发生出血如鼻衄、牙龈出血、皮肤出血点或瘀斑等。

溃疡性结肠炎患者血沉一定会快吗？

病例简介：商某，女，41岁，发现溃疡性结肠炎5年余，服用中药治疗。

患者：我最近大便还是不太成形，但是没有黏液脓血。我今天复查了一下，血常规、肝肾功都挺好的，有一项结果——血沉有点高于正常范围。

患者疑问：溃疡性结肠炎患者血沉一定会快吗？

专家解答：血沉是判断溃疡性结肠炎患者病情严重程度及判断溃疡性结肠炎预后的有效指标，溃疡性结肠炎患者血沉快于健康者，活动期患者血沉较快。

溃疡性结肠炎患者需要查尿常规吗？

病例简介：陈某，女，33岁，发现溃疡性结肠炎5年余。

患者：我是溃疡性结肠炎患者，我现在一直在吃中药治疗，吃了2年多了。我看你给我开了化验单，但是这个尿常规需要查吗？

患者疑问：溃疡性结肠炎患者需要查尿常规吗？

专家解答：综合分析尿常规检查是判断肾脏疾病以及肾脏功能最重要的指标。溃疡性结肠炎患者长期服用药物治疗，大多数药物需要通过肾脏代谢，尿常规能够简单便捷地反映肾功能，检查尿常规，是为了初步判断药物是否对肾功能有损害。

溃疡性结肠炎的电子结肠镜下表现是什么？

病例简介：沈某，男，42岁，大便中带血及白色黏液4个月余，行电子结肠镜检查后就诊。

患者：我最近发现我大便带血，已经有4个月了，前两天做了肠镜检查，你看看,是溃疡性结肠炎吗?溃疡性结肠炎的肠镜下表现是什么?

患者疑问:溃疡性结肠炎的电子结肠镜下表现是什么?

专家解答:电子结肠镜下典型表现可见:黏膜有多发浅溃疡,伴充血、水肿,病变大多从直肠开始,且呈弥漫性分布;黏膜粗糙呈颗粒状,黏膜血管模糊,质脆易出血,或附有脓性分泌物,可见假性息肉,结肠袋变钝或消失。

电子结肠镜检查是怎样进行的?

病例简介:刘某,女,20岁,发现大便不成形1周,伴少量黏液脓血。

患者:我1周前开始出现大便不成形,每天4~5次,少量黏液脓血,我们当地医院建议做肠镜检查,我不知道肠镜检查怎么做的,麻烦你告诉我肠镜检查是怎么做的?

患者疑问:电子结肠镜检查是怎样进行的?

专家解答:首先,需要在做电子结肠镜检查的前一天服用泻药,把肠道清理干净。进入检查室检查,按照医生的指导暴露肛门,侧躺在检查床上,然后医生会将1根带镜头的管子从肛门插入,并且在插入后不断地向里推进并退镜,观察肠黏膜是否有病变。

电子结肠镜检查会疼痛吗? 怎样配合才能取得好的电子结肠镜检查效果?

病例简介:叶某,女,28岁,发现黏液脓血便3天。

患者:我3天前出现黏液脓血便,现大便每天2~3次,不成形,医生让我做肠镜检查,我不敢做,听别人说做的时候挺疼的。

患者疑问:电子结肠镜检查会疼痛吗?怎样配合才能取得好的电子结肠镜检查效果?

专家解答:在做电子结肠镜检查的时候,可能会有疼痛感,在推进电子结肠镜的过程中可能会充气来扩充肠道,会导致部分患者出现腹痛腹胀的感觉。医生会一边观察一边推拉电子结肠镜,如果感到疼痛难忍可以要求医生暂停一下,但大多数患者都能忍受这种腹胀和疼痛,不要过度担心。要想取得好的电子结肠镜检查效果,首先,要在做肠镜检查的前一天服用泻药,适当活动,按照医生指示配合电子结肠镜检查,目的就是把肠道黏膜观察仔细。

哪些人不宜做电子结肠镜检查?

病例简介:周某,男,32岁,间断大便中带血及白色黏液半年余,后确定为溃疡性结肠炎(中度活动期,左半结肠型,初发型)。

患者:我是结肠炎患者,都要做什么检查呢?

医生:建议做个肠镜和病理检查,复查一下大便常规,还得抽血查一下C反应蛋白、血沉和一些自身抗体。

患者:好的,做肠镜检查痛苦吗? 听说有些人不适合做,我能做吗?

患者疑问:哪些人不宜做电子结肠镜检查?

专家解答:有以下情况的患者慎做电子结肠镜检查:①腹腔动脉瘤;②有腹膜炎或肠穿孔症状者;③严重的心、脑、血管病变者;④活动性出血性结肠病变;⑤急性放射性结直肠炎;⑥晚期癌肿伴盆腔转移或明显腹水者;⑦腹部或盆腔手术后有严重和广泛肠粘连者;⑧女性月经期及妊娠期;⑨严重出凝血功能异常者;⑩患有精神疾病或严重智力障碍者等不能配合内镜检查者。

无痛电子结肠镜检查怎么做?

病例简介:张某,女,52岁,诊断为溃疡性结肠炎(重度活动期,全结肠型,慢性复发型)9年,目前为缓解期,长期口服中药和美沙拉嗪肠溶片2g/d,分2次服用,大便2~3次/天,无明显黏液脓血,目前无明显不适,为求电子结肠镜复查就诊。

患者:医生,我溃疡性结肠炎9年了,当时诊断的是全结肠型,目前吃着美沙拉嗪肠溶片,1年前肠镜下取活检做病理检查提示有轻度上皮内瘤变,有必要复查肠镜吗? 你看有无痛肠镜检查吗? 无痛肠镜是怎么做的? 普通肠镜检查感觉太痛苦了。

患者疑问:无痛电子结肠镜检查怎么做?

专家解答:无痛电子结肠镜又称麻醉结肠镜,是指通过镇静及麻醉药物等技术手段,消除或减轻患者在电子结肠镜诊疗过程中的痛苦,从而提高患者对电子结肠镜的接受度,同时能使内镜医生更顺利地完成诊疗过程。其目的是减少患者的焦虑和不适,从而增强患者对于内镜操作的耐受性和满意度,降低患者在操作过程中发生损伤的风险,为内镜医生创造最佳的诊疗环境。

操作流程如下。

（1）麻醉前访视与评估：在进行无痛电子结肠镜镇静前，麻醉医生需要充分做好麻醉前访视。

（2）术前准备：①无痛电子结肠镜术前准备与普通电子结肠镜术前准备基本相同；②患者应在术前6小时禁食，术前2小时禁水，必要时行气管插管以保护气道；③患者如有活动义齿，应在术前取下义齿；④当日实施麻醉的主管医生应当对术前评估记录进行确认，并且再次核实患者身份和将要进行的操作；⑤建立静脉通道，首选右上肢。

（3）麻醉实施：患者采取左侧卧位，嘱患者咬好口垫，首先由护士开放患者静脉通道，持续吸氧，连接监护设备，并监测患者生命体征。根据电子结肠镜的诊疗目的和镇静深度的需求，可采用不同的麻醉或镇静方法。

（4）术中监护。

（5）麻醉后恢复：患者苏醒后需由医务人员或家属扶下床，以避免患者出现坠床、摔伤等意外。患者当日禁止驾驶、高空作业和精密仪器操作，提供紧急情况联系电话。

哪些人不宜做无痛电子结肠镜检查？

病例简介：梁某，男，53岁，诊断为溃疡性结肠炎（中度活动期，左半结肠型，慢性复发型）8年，目前为缓解期，无明显不适，为求电子结肠镜复查就诊。

患者：大夫，我现在是溃疡性结肠炎缓解期，我想做个无痛肠镜复查一下，但是听说有些人不能做无痛肠镜检查，一般哪些人不能做呢？

患者疑问：哪些人不宜做无痛电子结肠镜检查？

专家解答：以下患者不宜做无痛电子结肠镜检查：①有常规内镜操作的禁忌者；②病情危重，生命难以维持24小时的濒死患者；③严重的心脏疾病患者，如发绀型先天性心脏病，伴肺动脉高压的先天性心脏病，恶性心律失常，心功能Ⅲ~Ⅳ级等；④有困难气道及患有严重呼吸道病变患者，如阻塞性睡眠呼吸暂停、张口障碍、颈项或下颌活动受限、病态肥胖、急性呼吸道感染、慢性阻塞性肺疾病急性发作期、未受控制的哮喘等；⑤肝功能差（Child~Pugh C级）、急性上消化道出血伴休克、严重贫血、胃十二指肠流出道梗阻伴有内容物潴留；⑥严重的神经系统疾病患者，如脑卒中急性期、惊厥、癫痫未有效控制；⑦无监护人陪同者；⑧有药物滥用、镇静药物过敏史及其他麻醉风险者。

电子结肠镜检查对肠黏膜有损伤吗？

病例简介：孙某，男，42岁，诊断为溃疡性结肠炎（重度活动期，全结肠型，慢性复发型）5年，为求肠镜复查就诊。

医生：你病程5年了，去年的病理检查还发现了轻度上皮内瘤变，需要每年都复查肠镜。

患者：大夫，你看，我这样每年都要复查肠镜，这么频繁，肠镜检查对我的肠道有损伤吗？

患者疑问：电子结肠镜检查对肠黏膜有损伤吗？

专家解答：一般电子结肠镜检查对肠黏膜影响不大，小的损伤会很快痊愈。正常活检一般仅能损伤至黏膜层，出血较小，可给予镜下止血，黏膜很快可以修复。黏膜下层的血管丰富，活检时深达黏膜下层或更深时，如果直接钳破较大的小动脉，或钳破溃疡底部的血管，就会造成大量出血，同时引起凝血功能的紊乱，如果临床监测或处理不当可导致严重后果。对于黏膜下病变的深挖活检，应在超声内镜引导下避开较大血管进行。活检后穿孔比较少见，多在对较深的溃疡型病变底部活检过多、过深或活检时牵拉导致浆膜损伤造成。只要术中、术后给予足够的重视，即便发生不可预知的迟发性穿孔，只要处理及时得当，也不会出现严重后果。

电子结肠镜检查前应该注意什么？

病例简介：刘某，男，32岁，间断大便中带血4个月余，后确定为溃疡性结肠炎（中度活动期，左半结肠型，初发型）。

医生：做个肠镜和病理检查，有利于评估你病情。

患者：好的，做肠镜检查之前需要注意什么呢？

患者疑问：电子结肠镜检查前应该注意什么？

专家解答：①检查前，45岁以上患者、无痛电子结肠镜检查患者均需做心电图，如有正规医院1个月内的心电图报告可附入病历，要有凝血状况及传染病包括乙肝、丙肝、梅毒及艾滋病等检查；②无痛电子结肠镜检查当日要有人陪，不自己开车，携带本人身份证；③检查前一晚，无渣饮食（如面包、稀饭、面条、馒头等），尽量少食或不食蔬菜、笋等粗纤维食物，检查前一天22:00时起禁食;④检查当日上午禁食早餐,如高血压患者继续服用降压药,来院检查时建议随身携带食物,以便检查后及时食用,避免过度饥饿造成低血糖现象;⑤在医生指导下口服适合泻药,服药后以泻至无渣微黄色液体为理想效果;⑥饮食:检查后1小时进清淡易消化半流质,若有取黏膜活检,请在内镜检查后2小时进食温开水、温牛奶等流质饮食,检查后24小时内禁食辛辣食物,12小时内不能饮酒;⑦若行电子结肠镜下治疗,医生会根据患者情况要求禁食1~2天,请配合,并留意是否有腹痛、便血等症状,及时告知经管医生或值班医生;⑧检查后24小时内不得驾驶机动车辆、进行机械操作和从事高空作业。

为什么电子结肠镜检查需要取活检化验呢?

病例简介:安某,男,31岁,主诉黏液脓血便6个月余,确诊溃疡性结肠炎(重度活动期,全结肠型)6个月,前来寻求中医药治疗。

医生:你目前的治疗还不能令人满意,你使用美沙拉嗪肠溶片和栓剂,疾病没有得到完全缓解,我再给你加用中药口服和灌肠,会缓解得更快一点。你需要定期复查肠镜和复诊。

患者:大夫,做肠镜检查的时候,医生给我取了活检,还做了病理检查,这个是为什么呢?

医生:这是为了明确诊断而做的必要的检查。

患者疑问:为什么电子结肠镜检查需要取活检化验呢?

专家解答:内镜下活检是指在胃镜或电子结肠镜下看到黏膜异常,但是不能确定其病变性质,通过活检钳钳取黏膜组织,送到病理科,由病理科医生在显微镜下观察细胞形态特征,来最后确定诊断。

(1)选择性活检:为了明确内镜所见病变的性质,可选择病变处局部黏膜进行活检。隆起性病灶在其顶部(充血、糜烂等)及其基底部(糜烂、凹凸不平、色泽改变等)活检,内镜诊断为息肉的隆起性病灶也可完整切除后送检;平坦性病灶在病灶周边或中央、黏膜皱襞中断处活检;溃疡性病灶在溃疡边缘黏膜隆起的顶部或内侧黏膜多点活检;局部黏膜病灶也可根据染色、放大内镜观察的结果,针对最可疑或最典型的病变部位进行活检。

(2)定位性活检:为了明确病变的性质、分布范围以及程度,应在胃肠道黏膜多个固定的部位进行活检。内镜表现疑似异型增生的病变均需活检,也可进一步行染色、放大内镜观察后,针对最可疑的部位进行活检。

哪些患者不宜口服肠道清洁剂进行肠道清洁准备？

病例简介：刘某，女，40岁，大便中带血及白色黏液9个月余，后确定为溃疡性结肠炎（轻度活动期，左半结肠型，初发型）。

医生：你大便中带有血和白色黏液，建议做个结肠镜和病理检查。

患者：听说做肠镜检查要清理肠道，需要喝泻药，哪些情况不能清洁肠道呢？

患者疑问：哪些患者不宜口服肠道清洁剂进行肠道清洁准备？

专家解答：以下是口服肠道清洁剂的禁忌证。

（1）绝对禁忌证：消化道梗阻或穿孔，严重的急性肠道感染，中毒性巨结肠，意识障碍，对其中的药物成分过敏，无法自主吞咽（此种情况下胃管鼻饲）。

（2）相对禁忌证：慢性肾脏疾病建议使用聚乙二醇制剂；血液透析患者建议使用聚乙二醇或镁盐；腹膜透析患者建议使用聚乙二醇制剂；肾移植受者不应选择磷酸钠盐；充血性心力衰竭患者建议使用聚乙二醇制剂，禁止使用磷酸钠盐；肝硬化患者首选聚乙二醇制剂。建议服用血管紧张素转换酶抑制剂的患者在口服肠道清洁剂当日和之后的72小时内不应继续服药；利尿剂应在口服肠道清洁剂时暂停1天；在口服肠道清洁剂当日和之后的72小时，建议停止使用非甾体消炎药；使用胰岛素、口服降糖药控制血糖的患者，应避免在检查前一日服用肠道清洁剂；严重溃疡性结肠炎患者慎用肠道清洁剂；有肠道狭窄或便秘等肠内容物潴留的患者，应谨慎给药，以免引起肠内压升高；冠状动脉性心脏病、陈旧性心肌梗死或肾功能障碍的患者慎用肠道清洁剂。

硫酸镁口服液有何特点？不良反应是什么？

病例简介：王某，男，49岁，诊断为溃疡性结肠炎（轻度活动期，左半结肠型，慢性复发型）5年，目前为缓解期，长期口服中药维持治疗，大便日行2~3次，无明显黏液脓血，目前无明显不适，为求肠镜复查就诊。

患者：大夫，做肠镜检查一定得喝聚乙二醇吗？泻药喝得太痛苦了，听说有一种药叫硫酸镁，那个喝起来会好点吗？硫酸镁口服液有什么特点？它有什么不良反应吗？

患者疑问：硫酸镁口服液有何特点？不良反应是什么？

专家解答：硫酸镁易溶于水，水溶液中的镁离子和硫酸根离子均不易为肠壁所吸收，使肠内渗透压升高，体液的水分向肠腔移动，使肠腔容积增加，肠壁扩张，从而刺激肠壁的传入神经末梢，反射性地引起肠蠕动增加而导泻，其作用在全部肠段，故作用快而强，服用水量少，可随后增加饮水量，患者依从性好，价格低廉，国内应用较为普遍。就其副作用而言，导泻时浓度过高，易引起脱水；胃肠道有溃疡、破损之处，易造成镁离子大量的吸收而引起中毒。而肠道出血的患者禁用本品导泻。临床使用中，硫酸镁最常见的副作用是呕吐，患者呕吐使体内药量不足，是引起导泻失败的主要原因。另外，硫酸镁还可引起腹痛，尤其在老人及儿童体内明显。由于镁盐有引起肠黏膜炎症反应和溃疡的风险，有造成黏膜形态改变的可能性，故不推荐确诊以及可疑的炎性肠病患者服用，慢性肾脏疾病患者亦不宜使用。

可以口服甘露醇清洁肠道吗？

病例简介：王某，男，49岁，诊断为溃疡性结肠炎（中度活动期，左半结肠型，慢性复发型）5年，目前为缓解期，长期口服中药维持治疗，大便日行1~2次，无明显黏液脓血，无明显不适，为求肠镜复查就诊。

医生：上次肠镜检查结果提示溃疡性结肠炎（中度活动期，左半结肠型），得复查肠镜看看黏膜愈合情况。

患者：大夫，做肠镜检查可以喝一种药叫甘露醇，我可以喝甘露醇清洁肠道吗？

患者疑问：可以口服甘露醇清洁肠道吗？

专家解答：可以。甘露醇是高渗透性结晶溶液。由口服进入肠道后导致肠腔内高渗环境，水分自肠壁渗至肠腔内，使肠腔内容物含水量迅速增加，肠腔内容量骤增，刺激肠壁传入神经末梢，反射性促进肠道蠕动，使肠壁压力感受器产生排便反射，达到加速通便和清洁肠道效果。口服甘露醇后一般15~30分钟开始排便，持续时间为3~5小时。既往亦用于结电子结肠镜检查前的肠道准备。可于30分钟内口服10%甘露醇溶液1 000ml。

口服甘露醇做肠道清洁准备有什么缺点？

病例简介：陈某，女，35岁，诊断为溃疡性结肠炎（重度活动期，全结肠型，慢性复发型)4年,目前为缓解期,长期口服中药维持治疗,大便日行 1~3 次,无明显黏液脓血,无明显不适,为求肠镜复查就诊。

患者:您好!我患溃疡性结肠炎 4 年了,当时诊断的是全结肠型,目前吃着中药颗粒剂,效果不错,我这次来是为了复查肠镜的。大夫,以前做肠镜检查喝甘露醇清洁肠道,现在不用那个了,用甘露醇做肠道准备有什么不好吗?

患者疑问:口服甘露醇做肠道清洁准备有何缺点?

专家解答:甘露醇是以往临床应用较多的一种肠道准备药物,是一种低聚糖,口服后肠道并不吸收,甘露醇的高渗性液体具有较好的导泻作用,但容易造成患者水分和电解质丢失,以低钾为主的电解质紊乱及其相应临床症状的发生较为常见,患者一般感觉乏力。且肠道内气泡较多,会对镜下观察产生一定程度的影响,因结电子结肠镜下电凝或电切时有引起气体爆炸的风险,目前已不建议用于结电子结肠镜治疗。甘露醇注射液口服给药产生的不良反应一般以轻度(恶心无呕吐,不伴腹痛)、中度(轻度腹痛,伴有恶心无呕吐)、重度(明显腹痛,排便后仍感隐痛,有恶心、呕吐)评估。

能不能用中药汤剂做肠道清洁准备呢?

病例简介:江某,女,43 岁,诊断为溃疡性结肠炎(轻度活动期,直肠型,慢性复发型)6 年,目前为缓解期,长期口服中药维持治疗,大便日行 1 次,无明显黏液脓血,无明显不适,为求肠镜复查就诊。

患者:大夫,肠镜检查前喝泻药清洁肠道不舒服,中药汤剂治病效果挺好的,有没有用来清洁肠道的呢?

患者疑问:能不能用中药汤剂做肠道清洁准备呢?

专家解答:中药汤剂的洁肠效果较理想,导泻效率高,患者排便持续时间短,排便次数少,且中药复方制剂做肠道准备有效、安全、耐受性好,可以提高电子结肠镜检查质量,是快速、安全、有效的肠道清洁剂,患者易接受,值得进一步推广应用,但需要严格把握服药时间,中药汤剂有望成为理想的电子结肠镜检查前肠道清洁准备药物,但其稳定性值得进一步研究。

复方聚乙二醇电解质散剂如何服用?

病例简介:周某,男,32 岁,间断大便中带血及白色黏液半年余,后确定为溃疡性结肠炎(中度活动期,左半结肠型,初发型)。

患者:我最近要复查肠镜了,要进行肠道准备,大夫,你给我开的这个复方聚乙二醇电解质散剂怎么喝呢?

患者疑问:复方聚乙二醇电解质散剂如何服用?

专家解答:目前国内常用制剂商品名包括舒泰清、和爽、恒康正清、福静清等。用法为在内镜检查前4~6小时服用聚乙二醇等渗溶液2 000~3 000ml,每10分钟服用250ml,2小时内服完。如有严重腹胀或不适,可减慢服用速度或暂停服用,待症状消失后再继续服用,直至排出清水样便,方可不再继续服用。对于无法耐受一次性大剂量聚乙二醇清肠的患者,可考虑采用分次服用方法,即一半剂量在肠道检查前1日晚上服用,另一半剂量在肠道检查当日提前4~6小时服用。

溃疡性结肠炎患者多久复查一次电子结肠镜?

病例简介:孙某,男,42岁,诊断为溃疡性结肠炎(中度,全结肠型,慢性复发型)9年,目前为缓解期,长期口服美沙拉嗪肠溶片3g/d,分3次服用,大便日行2~3次,无明显黏液脓血,无明显不适,为求肠镜复查就诊。

医生:你病程9年了,去年的病理检查还发现了轻度上皮内瘤变,需要每年都复查肠镜。肠镜及病理检查结果出来后记得复诊。

患者疑问:溃疡性结肠炎患者多久复查一次电子结肠镜?

专家解答:世界卫生组织(World Health Organization,WHO)和美国胃肠病协会的指南建议全结肠型患者在发病8年后应进行结肠检测筛选排除结肠瘤变(上皮内瘤变或癌),而左半结肠型则为发病后12~15年。部分医院的指南更为严格,建议无论全结肠型还是左半结肠型的患者在发病8~10年后应每年进行电子结肠镜监测。因为炎症能导致类似上皮内瘤变的再生,所以在缓解期也应进行监测。对于监测间隔时间长短在一些报道和指南中的建议不同:1年1次或2年1次。即使没有上皮内瘤变的患者,在常规电子结肠镜监测后应每年进行电子结肠镜监测。

(1)建议溃疡性结肠炎患者8~10年后进行电子结肠镜检查。

(2)选择监测的广泛性结肠炎患者,在第2个十年中应每3年做1次电子结肠镜检查。在第3个十年中应每2年做1次电子结肠镜检查,在第4个十年中应每年做1次电子结肠镜检查。

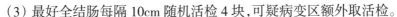

（3）最好全结肠每隔 10cm 随机活检 4 块，可疑病变区额外取活检。

（4）原发性硬化性胆管炎患者代表癌变风险更高的亚群，他们的结电子结肠镜检查应更频繁（每年 1 次）。

（5）发现上皮内瘤变，应请第 2 位胃肠病理医生重新阅片，如确诊为重度上皮内瘤变，则建议行内镜下切除或结肠切除术，如确诊为轻度上皮内瘤变，应在 3~6 个月内复查电子结肠镜。

目前电子结肠镜监测溃疡性结肠炎的价值仍有争论，重要的是要根据患者的病史、病情及家族史等与每位患者讨论他们发生结肠癌的风险、鉴别上皮内瘤变的意义、监测的局限性（可能遗漏上皮内瘤变）、虽小但确实存在的结电子结肠镜风险等。应考虑患者的意见，共同制订适当的监测方案。

溃疡性结肠炎需要反复取活检做病理检查吗？超声电子结肠镜检查在诊断溃疡性结肠炎中的价值是什么？

病例简介：张某，男，35 岁，诊断为溃疡性结肠炎（中度，左半结肠型，慢性复发型）6 年，目前为缓解期，长期口服美沙拉嗪肠溶片 3g/d，分 3 次服用，大便日行 2~3 次，无明显黏液脓血，无明显不适，为求肠镜复查就诊。

医生：1 年前你肠镜下取活检做病理检查提示有上皮内瘤变，是有必要复查肠镜的。

患者：那你看我这种情况需要多久复查一次肠镜呢？

医生：你病程 6 年了，去年的病理检查还发现了上皮内瘤变，需要每年都复查肠镜。

患者：那做超声肠镜检查可以吗？

医生：超声肠镜检查可以辅助判断疾病病情，部分学者应用超声肠镜检查来判断病情以及判断是否存在复发，目前临床最主要和最直接的手段还是肠镜下直接取活检做病理检查明确组织学病变。

患者：像我这种情况还需要做病理检查吗？

医生：你病程时间比较长，需要做病理检查协助诊断一下目前的病情发展情况。

患者疑问 1：溃疡性结肠炎需要反复取活检做病理检查吗？

专家解答：溃疡性结肠炎取活检病理检查的意义在于：①诊断及鉴别诊断：通过取活检做病理检查获取组织学结果，以明确是否存在结肠炎，辅助诊断溃疡性结肠炎;同时组织学对鉴别溃疡性结肠炎、克罗恩病及其他少见结肠炎有重要的作用;②辅助判断溃疡性结肠炎病变范围及疾病活动度,用以指导治疗方案的制订;③已经明确诊断的溃疡性结肠炎随机取活检做病理的目的在于筛查上皮内瘤变或肠黏膜癌变。

患者疑问 2:超声电子结肠镜检查在诊断溃疡性结肠炎中的价值是什么?

专家解答:超声电子结肠镜通过将超声探头在肠腔内与肠壁直接接触,可清晰显示溃疡性结肠炎患者肠壁各层次结构的改变,因此是溃疡性结肠炎诊断及评估的有效方法,并可对肠道及肛管周围组织结构进行探查以发现肠道肿大淋巴结及直肠、肛门周围并发症,且其影像表现与解剖学及病理组织学对照有高度的一致性,在溃疡性结肠炎的诊治中有一定的应用价值。溃疡性结肠炎除了肠道黏膜的形态学改变外,肠壁的层次结构也会发生相应的改变。

超声电子结肠镜检查在诊断溃疡性结肠炎中的应用主要包括病变严重程度的评估,溃疡性结肠炎、克罗恩病的鉴别诊断及临床缓解后复发的评估。观察内容:①肠壁厚度;②肠壁的层次变化;③有无假息肉;④有无黏膜下层内直径 >2mm 的管腔样结构及形态;⑤有无管壁旁淋巴结及其数目;⑥有无窦道、脓肿及其出现的部位和回声类型、边界、大小等。超声电子结肠镜可准确地发现肠壁癌变,还可以对其浸润深度及周围淋巴结转移进行准确的评估。

CT 在诊断溃疡性结肠炎中的价值是什么?MRI 在诊断溃疡性结肠炎中的价值是什么?

病例简介:汪某,女,32 岁,诊断为溃疡性结肠炎(中度,直肠型,初发型)1年,口服美沙拉嗪肠溶片 3g/d,分 3 次服用,美沙拉嗪栓 1g/d,目前症状较前明显好转,大便日行 2~3 次,无明显黏液脓血,但饮食不适后出现腹胀,进食后明显,前来就诊。

医生:你再复查个肠镜吧,看看镜下肠道的情况,再给你调药吧。

患者:那我做 CT 可以吗?肠镜太疼了。

医生:CT 或 MRI 可以辅助判断疾病病情,目前最主要和最直接的手段还是肠镜,肠镜还能直接取活检做病理检查明确组织学病变。

患者疑问 1:CT 在诊断溃疡性结肠炎中的价值是什么?

专家解答:CT 是诊断溃疡性结肠炎并发症的合适选择,非侵袭性口服法

CT 是一种检查溃疡性结肠炎活动度的准确可行技术,既能简单、快速、准确评估本病黏膜外改变及肠外并发症,又能提高患者的舒适度,减少时间、费用及辐射剂量,还能全面显示小肠及结肠受累情况,尤其在疑有病变向肠腔外扩散时尤为重要,因而能比传统钡灌肠检查获得更多额外的相关信息。CT 灌肠(CTE)及 CT 血管造影(CTA)的发展运用,有助于评估溃疡性结肠炎腔内肠壁及肠外病变,但 CT 横断面扫描很难判断受累肠腔的准确解剖位置,且患者辐射剂量相对较高。结电子结肠镜检查遇肠腔狭窄镜端无法通过时,可应用 CT 显示结电子结肠镜检查未及部位。

患者疑问 2: MRI 在诊断溃疡性结肠炎中的价值是什么?

专家解答: MRI 为炎性肠病的一个选择性诊断方法。文献报道,在发现小肠腔或系膜病变及克罗恩病的并发症方面,MRI 成像及 CT 成像的准确性相似,在本病炎症活动度方面,MRI 能比 CT 取得更多的信息。文献报道 MRI 增强检查对活动性小肠克罗恩病的诊断及鉴别诊断较对其他消化道炎性病变有很高的敏感性和特异性,将来是一种有效调控临床过程及治疗效果的重要工具。近年来,MRI 灌肠(MRE)的发展,以及 MRI 技术快速发展,各种重建方法及成像序列的多优化运用,有助于评估溃疡性结肠炎腔内肠壁及肠外病变,有助于评估本病活动性,在治疗本病过程中起着重要作用。

小肠钡灌肠及内镜检查通常很难得到特异性的诊断,CT 和 MRI 为这些方法提供了很好的补充。它们在显示炎性肠病早期病变方面,如诊断克罗恩病早期增大的淋巴滤泡、黏膜糜烂和阿弗他溃疡方面不如内镜和小肠造影清晰,但对于发现疾病进展期的表现,如管壁增厚、管腔狭窄和肠外并发症等则具有优越性,对治疗方案的制订和手术方式的选择有一定的帮助,同时由于 CT 和 MRI 检查方法相对简单、痛苦小,使患者易于接受,因此也是评估病情分期的良好手段。电子结肠镜检查遇肠腔狭窄镜端无法通过时,可应用 MRI 显示结肠镜检查未及部位。

(三)并发症

溃疡性结肠炎与难辨梭菌感染相关吗?

病例简介: 王某,男,65 岁,间断黏液血便 3 年,再发 2 个月。患者 3 年前诊断为溃疡性结肠炎,经以下药物治疗后好转:美沙拉嗪肠溶片口服,1g,4 次/

天;美沙拉嗪栓纳肛,1g,1次/晚。此后3年患者口服美沙拉嗪肠溶片维持,1g,2次/天。2个月前患者出现症状加重,大便每日8次,伴有腹痛、里急后重,时有发热,体温在38.5℃左右,调整药物剂量治疗:美沙拉嗪肠溶片口服,1g,4次/天;美沙拉嗪栓纳肛,1g,1次/晚。但此次治疗效果不佳,遂前来就诊。

患者:现在大便每天7~8次,总是感觉拉不干净,黏液脓血都挺多的,有时候感觉大便里都是血,还有发烧,最高的时候38.5℃,不过没什么其他感觉,自己就能降下去。

医生:复查过肠镜和血常规、大便常规吗?

患者:还没有。

医生:看症状来说你这是复发了,你得先复查一下肠镜、血常规、大便常规,看看现在疾病情况,这次美沙拉嗪肠溶片加到每天4g后效果也不好,得先排除一下难辨梭菌感染,再给你制订治疗方案,必要时需要住院治疗。

患者:溃疡性结肠炎与难辨梭菌感染有关系吗?

患者疑问:溃疡性结肠炎与难辨梭菌感染相关吗?

专家解答:艰难梭菌是一种革兰阴性产芽孢厌氧杆菌,为医院内感染的一种常见条件致病菌,可引起腹泻、伪膜性肠炎、败血症及死亡。目前,炎性肠病已成为艰难梭菌感染最重要的危险因素,特别是溃疡性结肠炎。艰难梭菌被认为是与溃疡性结肠炎关系最密切的致病菌。炎性肠病住院患者中感染艰难梭菌的概率是普通住院患者的8倍,而溃疡性结肠炎患者的感染率又明显高于克罗恩病患者;艰难梭菌毒素诱导的结肠炎的发生与溃疡性结肠炎患者长期使用抗生素有关。因此现在指南推荐活动期炎性肠病患者均应检测艰难梭菌,有利于合并感染患者的合理治疗,预防严重并发症的发生。

重度溃疡性结肠炎或在免疫抑制剂维持治疗病情处于缓解期患者出现难以解释的症状恶化时,应考虑到合并艰难梭菌感染的可能,确诊艰难梭菌感染可行粪便艰难梭菌毒素试验(酶联免疫测定 ToxinA/B)。

溃疡性结肠炎与病毒感染相关吗?

病例简介:吴某,男,43岁,间断黏液血便2年,再发4个月。患者2年前诊断为溃疡性结肠炎(中度,全结肠型),美沙拉嗪肠溶片口服,1g,3次/天,和美沙拉嗪栓纳肛,1g,1次/晚,经治疗后好转。此后患者口服美沙拉嗪肠溶片维持,1g,2次/天。4个月前患者出现症状加重,大便每日6~7次,便中黏液脓血明显,伴有腹痛、里急后重,时有发热,体温波动在 37~38.6℃,调整药物剂量为美沙拉嗪肠溶片口服,1g,4 次 / 天,和美沙拉嗪栓纳肛,1g,1 次 / 晚后,效果不佳,遂来就诊。

患者:医生,我刚开始吃的时候效果还挺好的,后边每天 2g,吃了 1 年多都挺好的,4 个月前不知道为什么症状又加重了,还出现发烧了,大夫给把剂量加回去了,还是不见好,现在大便每天 6~7 次,黏液和脓血都挺多的。体温最高的时候 38.6℃吧,大部分都是下午发烧,也能自己退下去。

医生:综合症状和检查结果,你这是复发了,看现在疾病情况,美沙拉嗪肠溶片加到每天 4g 后效果也不好,得先查下血常规,再排除一下巨细胞病毒感染等感染性肠炎,再给你制订治疗方案。

患者:原来如此。大夫,你确定溃疡性结肠炎与病毒感染有相关性吗?

患者疑问:溃疡性结肠炎与病毒感染有相关性吗?

专家解答:巨细胞病毒(cytomegalovirus,CMV)是一种疱疹病毒,多数成人均可发生感染。巨细胞病毒感染能够终身潜伏,而不发生特异性临床症状。巨细胞病毒感染能够导致胃肠道系统发生重度的肠道疾病,尤其是免疫机制受损的患者,其巨细胞病毒感染引发肠道严重炎症性疾病的发病率更高,例如溃疡性结肠炎。难治性溃疡性结肠炎与 CMV 感染有一定关系,CMV 可以使难治性溃疡性结肠炎的病程变复杂,出现激素抵抗。目前许多学者认为巨细胞病毒感染是难治性炎性肠病的原因之一。CMV 感染可能会加重难治性炎症性肠病的病程,使这些患者对激素治疗没有反应或者出现病情恶化。在难治性炎性肠病的患者中,CMV 感染必须在大量使用免疫抑制剂来治疗激素抵抗或者行结肠切除术前被排除,特别是要考虑使用长效的免疫抑制剂包括单克隆抗体中的抗 TNF 抗体(英夫利西单抗),因为这类药物的作用不是简单的终止治疗就能够很快地逆转。

重度溃疡性结肠炎或在免疫抑制剂维持治疗病情处于缓解期患者出现难以解释的症状恶化时,应考虑到合并巨细胞感染的可能,确诊巨细胞感染可行电子结肠镜下活检 HF 染色找巨细胞包涵体及免疫组化染色,以及血 CMV-DNA 定量检测。

溃疡性结肠炎并发症有什么?

病例简介:谭某,女,50 岁。2 年前诊断为溃疡性结肠炎,治疗后得到缓解,复查肠镜提示可见溃疡面。1个月前患者出现复发,口服药物、灌肠等治疗后效果不佳,目前大便出血和腹痛严重,每日大便4~5次,特来就诊。

医生:你这是出现并发症了。你的肠镜检查镜下能够看到溃疡面和出血点,还存在重度贫血,下消化道出血就是溃疡性结肠炎的一个并发症。

患者疑问:溃疡性结肠炎的并发症有哪些?

专家解答:

消化道并发症:①出血:溃疡性结肠炎出血多来源于溃疡。②肠穿孔:溃疡穿透肠壁而发生。③肠道狭窄和梗阻(急性炎症、水肿或慢性纤维化可致肠道狭窄),炎症性狭窄可经药物缓解;瘢痕性(固定性或纤维化)狭窄可能需要内镜或外科手术缓解梗阻。溃疡性结肠炎结肠狭窄应先假设为恶性,直至有依据排除恶性诊断。④中毒性巨结肠:相对罕见,是危及生命的结肠炎并发症(X线腹部平片见特征性结肠扩张可诊断),需积极内科治疗,24小时内科治疗无效者需接受紧急外科手术(溃疡性结肠炎较克罗恩病多见)。⑤癌变:溃疡性结肠炎在诊断8年后的结肠癌风险显著升高。病程长、起病年龄早,有散发性结直肠癌家族史者,风险增加。溃疡性结肠炎伴原发性硬化性胆管炎者,胆管癌和结直肠癌风险增加。

肠外并发症:①肝损害;②关节炎是最常见的并发症;③强直性脊柱炎;④坏疽性脓皮病;⑤结节性红斑;⑥虹膜炎;⑦葡萄膜炎;⑧巩膜外层炎;⑨原发性硬化性胆管炎。

溃疡性结肠炎会癌变吗?

病例简介:谭某,男,52岁,诊断为溃疡性结肠炎(中度、全结肠型、慢性复发型)8年,目前为缓解期,长期口服中药和美沙拉嗪肠溶片2g/d,大便日行2~3次,无明显黏液脓血,无明显不适,为求肠镜复查就诊。

医生:你病程8年了,去年的病理检查还发现了上皮内瘤变,需要每年都复查肠镜。

患者:上皮内瘤变是什么意思?会癌变吗?平时我该怎么办呢?

患者疑问:溃疡性结肠炎会癌变吗?

专家解答:溃疡性结肠炎患者发生结直肠癌的风险性约高于正常人的10倍,且随着病程的迁延,溃疡性结肠炎患者病程超过30年的癌变率约为20%。溃疡性结肠炎患者如有结直肠癌家族史,则发展为结直肠癌的风险性要比一般人群增加 2.5 倍。并且若有小于 50 岁的一级亲属诊断为结直肠癌,则发生癌变的相对危险性可增加到 9 倍。

癌变的风险与哪些因素有关呢?

病例简介:周某,男,62 岁,诊断为溃疡性结肠炎(重度,全结肠型,慢性复发型)4 年,目前为缓解期,长期口服中药和美沙拉嗪肠溶片 2g/d,大便日行 2~3 次,无明显黏液脓血,无明显不适,为求肠镜复查就诊。

医生:目前你肠镜下取活检做病理检查没发现上皮内瘤变。

患者:听说溃疡性结肠炎有癌变的风险,你看我癌变的可能性大吗?

患者疑问:癌变的风险与哪些因素有关?

专家解答:

(1)病程及病变范围:①溃疡性结肠炎的病程越长,病变范围越大,发生癌变的危险性越高。②另一导致溃疡性结肠炎癌变的相关因素是病变范围,广泛性或全结肠炎病变的溃疡性结肠炎患者危险性最高。研究表明全结肠的溃疡性结肠炎患者比病变局限于左半结肠的患者患癌约早 10 年。

(2)发病年龄:有研究认为发病年龄与溃疡性结肠炎癌变相关,认为是溃疡性结肠炎—结直肠癌的独立危险因素,发病年龄越小,癌变风险性越高,但这种关系目前尚存争议。

(3)结直肠癌家族史:结直肠癌家族史也成为溃疡性结肠炎—结直肠癌癌变的危险因素。溃疡性结肠炎患者如有结直肠癌家族史,则发展为结直肠癌的风险性要比一般人群增加 2.5 倍。

(4)合并原发性硬化性胆管炎:原发性硬化性胆管炎也与溃疡性结肠炎、结直肠癌密切相关,合并原发性硬化性胆管炎的溃疡性结肠炎患者发生结直肠癌变的风险性较一般人群明显增加,并较易发展为胆道癌。合并原发性硬化性胆管炎的溃疡性结肠炎—结直肠癌的患者,大部分发病部位为右半结肠,考虑其相关因素之一是由于该部位致癌的次级胆汁酸浓度最高引起的。

如何监测溃疡性结肠炎癌变?

病例简介:郑某,男,52 岁,诊断为溃疡性结肠炎(重度,全结肠型,慢性复发型)8 年,目前为缓解期,长期口服中药和美沙拉嗪肠溶片 2g/d,大便日行

2~3 次,无明显黏液脓血,无明显不适,为求肠镜复查就诊。

医生:肠镜下取活检做病理检查发现上皮内瘤变,需要每年复查 1 次肠镜。

患者:听说溃疡性结肠炎有癌变的风险,你看我癌变的可能性大吗?

医生:你病情比较重,而且是全结肠型,癌变的风险比别人大一点,建议你多重视这个病,好好控制,定期复查。

患者:那么我该如何监测溃疡性结肠炎癌变?

患者疑问:如何监测溃疡性结肠炎癌变?

专家解答:监测溃疡性结肠炎癌变需要注意以下几点:

(1)定期复查结肠镜:溃疡性结肠炎合并结直肠癌符合炎症组织—上皮内瘤变—癌变的演变规律。上皮内瘤变作为癌前病变在溃疡性结肠炎的癌变过程中意义重大,是溃疡性结肠炎肠镜筛查监测中的重要监测指标。

(2)肠黏膜活检:多部位、多块活检以及怀疑癌变部位取活检。色素内镜有助识别病变,指导活检。放大内镜、共聚焦内镜等可进一步提高活检的针对性和准确性。

(3)病变的处理:癌变、平坦黏膜上的高级别上皮内瘤变应行全结肠切除;平坦黏膜上的低级别上皮内瘤变可行全结肠切除,或 3~6 个月后随访,如仍为同样改变亦应行全结肠切除。隆起性肿块上发现上皮内瘤变而不伴有周围平坦黏膜上的上皮内瘤变,可予内镜下肿块摘除,之后密切随访,如无法行内镜下摘除则行全结肠切除。

活检发现上皮内瘤变的含义是什么?

病例简介:陈某,男,41 岁,诊断为溃疡性结肠炎(中度,左半结肠型,慢性复发型)8 年,目前为缓解期,长期口服中药和美沙拉嗪肠溶片 2g/d,大便日行1~2 次,无明显黏液脓血,无明显不适,复查肠镜后出现上皮内瘤变就诊。

患者:我溃疡性结肠炎 10 年了,当时诊断的是中度,左半结肠型,慢性复发型,目前吃着中药和美沙拉嗪肠溶片,效果还行,没什么不舒服。你看这个上皮内瘤变是什么意思啊?

患者疑问:活检发现上皮内瘤变的含义是什么?

专家解答:溃疡性结肠炎合并结直肠癌符合炎症组织—上皮内瘤变—癌变的演变规律。上皮内瘤变为溃疡性结肠炎的癌前病变,发生癌变风险很高。

活检发现上皮内瘤变临床上如何处理？

病例简介：杨某，男，45岁，诊断为溃疡性结肠炎（中度，全结肠型，慢性复发型）9年，目前为缓解期，长期口服中药和美沙拉嗪肠溶片2g/d，大便日行1~2次，无明显黏液脓血，无明显不适，复查肠镜后出现上皮内瘤变就诊。

患者：我现在没什么不舒服，这次来复查了个肠镜，说是有上皮内瘤变，你看这个是什么意思，怎么办呀？

医生：上皮内瘤变是溃疡性结肠炎的癌前病变，发生癌变风险很高。你病程已经9年了，还是全结肠型的，目前属于轻度的上皮内瘤变，需要每年复查1次肠镜，还要坚持服药，控制好疾病，以后再根据肠镜检查结果处理。我再给你开点中药控制一下。

患者疑问：活检发现上皮内瘤变临床上如何处理？

专家解答：溃疡性结肠炎患者电子结肠镜下活检如确定为上皮内瘤变，应请第2位胃肠病理医生重新阅片，如确诊为重度上皮内瘤变，则建议行内镜下切除或结肠切除术，如确诊为轻度上皮内瘤变，应在3~6个月内复查结肠镜。

假性息肉是什么？

病例简介：王某，男，49岁，诊断为溃疡性结肠炎（中度，左半结肠型，慢性复发型）5年，目前为缓解期，长期口服中药维持治疗，大便日行2~3次，无明显黏液脓血，无明显不适，为求肠镜复查就诊。

医生：你最近的肠镜下能看见散发假性息肉，取活检做病理检查没看见上皮内瘤变，继续目前治疗，定期复查。

患者：假性息肉是什么意思？

患者疑问：假性息肉是什么？

专家解答：假性息肉即炎性息肉，为炎症刺激所致的一种肉芽肿，直径约5mm，单发或多发的广基性结节。其组成成分有毛细血管、成纤维细胞及慢性炎症细胞。在溃疡性结肠炎中，随着炎症的发展，由浅表组织和肉芽组织的交替发展，并伴有上皮细胞增生形成炎性息肉，即假性息肉。此类炎性息肉大小形态形形色色，并可相互粘连成黏膜桥。

溃疡性结肠炎的炎性息肉可经电子结肠镜下治疗吗？

病例简介：刘某，男，44 岁，诊断为溃疡性结肠炎（中度，全结肠型，慢性复发型）3 年，长期口服中药维持治疗，目前为缓解期，大便日行 2~3 次，无明显黏液脓血，无明显不适，复查肠镜后可见散在假性息肉，特来就诊。

患者：医生，我溃疡性结肠炎 3 年了，当时诊断的是全结肠型，目前吃着中药颗粒剂，效果挺好的，前两天复查了个肠镜，说是能见到息肉，你给看看是个什么情况。

医生：肠镜下能看见散发假性息肉，取活检做病理检查没看见有上皮内瘤变。

患者：那该怎么办呢？肠镜下能治疗吗？

患者疑问：溃疡性结肠炎的炎性息肉可经电子结肠镜下治疗吗？

专家解答：溃疡性结肠炎形成的炎性息肉不是全部都可行消化道息肉切除术，存在肠道黏膜高级别内瘤变的可行电子结肠镜下黏膜切除术。溃疡性结肠炎患者肠道内息肉的大多为假性息肉，为炎症刺激形成的肉芽肿，为炎性息肉，溃疡性结肠炎控制后可随之好转，可以不进行电子结肠镜下切除。

（四）疾病分级与分期

怎样判断溃疡性结肠炎病情轻重？

病例简介：孙某，男，41 岁，黏液脓血便 3 个月余，确诊为溃疡性结肠炎（全结肠型）。曾口服美沙拉嗪肠溶片 1g，3 次 / 天；美沙拉嗪栓纳肛，1g，1 次 / 天。病情缓解后，以美沙拉嗪肠溶片 2g/d 维持，目前患者出现黏液脓血便 3~4 次 / 天，伴腹痛，脐下隐痛，里急后重，肛门灼热，口干，前来就诊。

患者：都查过。你说我这个病是属于什么程度？重吗？怎么判断的啊？

医生：你这个应该是复发了，根据你的症状和血沉等相关化验结果，分期应该是活动期，病情属中度。

患者疑问：怎样判断溃疡性结肠炎病情轻重？

专家解答：判断溃疡性结肠炎病情轻重可按照以下标准。

（1）改良 Truelove 和 Witts 疾病严重程度评分：轻度：血便 <4 次 / 天，脉搏 <90 次 /min，体温 <37.5℃，血红蛋白 <115g/L，血沉 <20mm/h，或 C 反应蛋白

正常;中度:血便≥4 次 / 天,脉搏≤90 次 /min,体温≤37.8℃,血红蛋白≥105g/L,血沉≤30mm/h,或反应蛋白≤30mg/L;重度:血便≥6 次 / 天,和脉搏 >90 次 /min,或体温 >37.8℃,或血红蛋白 <105g/L,或血沉 >30mm/h,或 C 反应蛋白 >30mg/L。此评分也是溃疡性结肠炎临床评分中采用较多的一种评分。

（2）溃疡性结肠炎严重程度的蒙特利尔分类:S0——临床缓解期:没有症状;S1——轻度溃疡性结肠炎:大便带血或不带血,≤4 次 / 天,没有全身表现,血沉正常;S2——中度溃疡性结肠炎:大便次数 >4 次 / 天,有轻微的全身中毒症状;S3——重度溃疡性结肠炎:血便≥6 次 / 天,心率≥37.5℃,血红蛋白 <105g/L,血沉≥30mm/h。

怎样判断溃疡性结肠炎属于活动期?

病例简介:张某,女,36 岁,黏液脓血便 1 年余,肠镜检查提示为溃疡性结肠炎,全结肠型,曾口服美沙拉嗪肠溶片 1g,3 次 / 天,美沙拉嗪栓纳肛,1g,1 次 / 天,病情缓解后,以美沙拉嗪肠溶片 2g/d 维持,目前患者出现黏液脓血便 4~6 次 / 天,伴里急后重,肛门灼热,前来就诊。

患者:黏液脓血都挺多的。几乎每次排便都有,经常肚子疼,拉不尽的感觉偶尔有,肠镜检查说是有糜烂灶。您说我这个是属于什么期啊? 如何判断呢? 能治好吗?

医生:分期应该是活动期,中度,治疗上先把美沙拉嗪肠溶片加回到每天 3g,美沙拉嗪栓每天 1g 纳肛,再加上中药口服和灌肠,先观察一下。

患者疑问:怎样判断溃疡性结肠炎属于活动期?

专家解答:判断溃疡性结肠炎活动期主要通过以下方法:

（1）Southerland 疾病活动指数（DAI）:腹泻:0:正常,1:超过正常,1~2 次 / 天,2:超过正常,3~4 次 / 天,3:超过正常,5 次 / 天;便血:0:无,1:少许,2:明显,3:以血为主;黏膜表现:0:正常,1:轻度易脆,2:中度易脆,3:重度易脆伴渗出;医生评估病情:0:正常,1:轻,2:中,3:重。总分之和 <2 分为症状缓解,3~5 分为轻度活动,6~10 分为中度活动,11~12 分为重度活动。

（2）改良 Mayo 评分:该指数是多个指标的综合,包括大便频次、便中是否带血、医生对病变活动性的临床综合评估及电子结肠镜检查的结果。大便频次:0:与平时一样,1:每天增多 1~2 次,2:每天增多 3~4 次,3:每天增多 >5 次;血便:0 分:无,1 分:大便中可见少量血丝,次数少于总次数一半,2 分:便中明显带血,次数占大多数,3分:便中几无粪质,均为血;内镜下表现:0分:正常和无活动性病变,1分:轻度活动期病变(红斑、血管纹理减少、轻度易脆),2分:中度活动期病变(明显红斑、血管纹理缺乏、易脆、糜烂),3分:重度活动期病变(自发性出血,溃疡形成);医生临床综合评价:0分:正常,1分:轻度病情,2分:中度病情,3分:重度病情。内镜表现为轻度活动性病变是指黏膜充血、质脆和(或)轻度血管炎表现;内镜表现为中度活动性病变是指黏膜明显充血,没有血管炎表现,但有明显黏膜糜烂;内镜表现为重度活动性病变是指黏膜有自发性出血及溃疡形成。改良Mayo临床评分≤2分且无单个分项评分>1分为临床缓解,3~5分为轻度活动,6~10分为中度活动,11~12分为重度活动;有效定义为评分相对于基线值的降幅≥30%及≥3分,而且便血的分项评分降幅≥1分或该分项评分为0或1分。

怎样判断溃疡性结肠炎属于缓解期?

病例简介:汪某,女,32岁,诊断为溃疡性结肠炎(中度,直肠型,初发型)1年,口服美沙拉嗪肠溶片3g/d,分3次服用,美沙拉嗪栓1g/d,目前症状较前明显好转,大便日行2~3次,无明显黏液脓血,但饮食不适出现腹胀,进食后明显,前来就诊。

患者:医生,我溃疡性结肠炎1年了,诊断的是直肠型,目前吃着美沙拉嗪肠溶片,用着美沙拉嗪栓,效果还行,就是有点腹胀,吃完饭后明显,有时候还打嗝。

医生:控制得不错,肠镜什么时候做的?

患者:前天刚做的,你看一下。

医生:看症状和检查结果,您的病情属于缓解期了,药物可以改成美沙拉嗪肠溶片每天2g,分2次服用,美沙拉嗪栓继续用一下,每次1g,每天1次,纳肛。

患者:太好了,终于可以减量了。我想请教您是如何判断病情属于缓解期的?

患者疑问:怎样判断溃疡性结肠炎属于缓解期?

专家解答:根据Southerland疾病活动指数或改良Mayo临床评分判断(见上一条),Southerland疾病活动指数总和<2分,改良Mayo临床评分≤2分且无单个分项评分>1分为临床缓解。Southerland疾病活动指数或Mayo临床评分依据大便频次、便血情况、内镜下表现由医生综合判定。

（五）复发

怎样判断溃疡性结肠炎复发？

病例简介：李某，男，37岁，溃疡性结肠炎病史3年余，初病时黏液脓血便4~5次/天，时有腹痛，里急后重，无发热等症状，肠镜检查提示溃疡性结肠炎（活动期，左半结肠型），口服美沙拉嗪肠溶片4g/d，症状控制良好，后以美沙拉嗪肠溶片维持，2g/d，口服2年余。1个月前患者自行停药，加上半个月前患者劳累、饮酒后再次出现黏液脓血便，6余次/天，伴有腹痛、里急后重，时有发热，体温在38.5℃左右，遂来寻求中医治疗。复查肠镜提示溃疡性结肠炎（活动期，全结肠型）。

医生：看症状来说你这是复发了，建议先复查一下肠镜、血常规、大便常规，看看现在疾病情况，再给你制订治疗方案。

患者：大夫，你怎么确定我是复发啊？

患者疑问：怎样判断溃疡性结肠炎复发？

专家解答：溃疡性结肠炎复发是指自然或经药物治疗进入缓解期后，溃疡性结肠炎症状再发，最常见的是便血，腹泻也多见，可通过结肠镜检查证实。①复发的类型：复发可分为偶发（≤1次/年）、频发（≥2次/年）及持续型（溃疡性结肠炎症状持续活动，不能缓解）。②早期复发：经先前治疗进入缓解期的时间<3个月。

根据溃疡性结肠炎活动性的改良Mayo临床评分系统判断，评分≤2分且无单个分项评分>1分为临床缓解，3~5分为轻度活动，6~10分为中度活动，11~12分为重度活动，因此评分超过3分即为复发。

溃疡性结肠炎为什么容易复发？

病例简介：孙某，男，41岁，黏液脓血便3个月余，肠镜检查提示为溃疡性结肠炎（全结肠型），曾口服美沙拉嗪肠溶片1g，3次/天，美沙拉嗪栓纳肛，1g，1次/天，病情缓解后美沙拉嗪肠溶片维持，2g/d，目前患者出现黏液脓血便3~4次/天，伴腹痛，脐下隐痛，里急后重，肛门灼热，口干，前来就诊。

医生：你这个应该是复发了，分期应该是活动期，病情属中度，美沙拉嗪肠溶片用量要足，再加上中药口服和灌肠，先观察一下。

患者:想问一下,为什么容易复发呢?

患者疑问:溃疡性结肠炎为什么容易复发?

专家解答:目前临床上将溃疡性结肠炎的治疗目标定为达到黏膜愈合,改善患者的复发率,延长缓解期。然而,黏膜愈合这一概念在临床应用中多限定于内镜下肉眼观察。常用的评判方法为改良 Mayo 临床评分中对内镜表现的评分,0~1 分则认为达到黏膜愈合。黏膜愈合可能改善预后,却并不意味着疾病停止了发展,显著的结构改变仅发生在黏膜愈合组,无病变组虽然无明显结构改变,但黏膜下却存在慢性炎症特征,与愈合组比较无显著性差异,且部分邻近原病灶处标本尤为明显,基底部淋巴细胞浸润是慢性炎症最为显著的特征。这种黏膜下持续慢性炎症是肠黏膜对药物治疗的应答,还是病情复发的预测指标,目前尚无定论。需要重视的是内镜下浅表结构的完整性与黏膜下炎症的不一致性,正是黏膜愈合难以定论的原因。

如何预防溃疡性结肠炎的复发?

病例简介:孙某,男,41 岁,黏液脓血便 3 个月余,肠镜检查提示为溃疡性结肠炎(全结肠型),曾口服美沙拉嗪肠溶片 1g,3 次 / 天,美沙拉嗪栓纳肛 1g,1 次 / 天,病情缓解后美沙拉嗪肠溶片维持,2g/d,目前患者出现黏液脓血便 3~4 次,伴腹痛,脐下隐痛,里急后重,肛门灼热,口干,前来就诊。

患者:我一直定期吃药,吃饭也很注意,就是最近工作较忙,压力比较大。

医生:那你这次复发的原因应该跟工作忙、压力大有关系了。

患者:那大夫,我平时要注意些什么才能预防这个病的复发呢?

患者疑问:如何预防溃疡性结肠炎的复发?

专家解答:建议从以下几个方面预防溃疡性结肠炎的复发:

(1)饮食因素:忌:大量摄入含蛋白(主要是肉类、蛋、奶)、脂肪和高糖食物,可增加溃疡性结肠炎复发的危险性。肠道细菌对蛋白质中含硫氨基酸进行降解和发酵,产生以硫化氢为主的多种硫化物,既对结肠细胞有直接毒性作用,又间接地改变其蛋白质功能和抗原性。宜:食物中的溃疡性结肠炎保护因子:食物中的丁酸盐、多不饱和脂肪酸和纤维成分能够保护肠道黏膜、促进肠道自身愈合,从而达到缓解症状、预防溃疡性结肠炎复发的目的。饮食纤维尤其是蔬菜和水果中纤维素的摄入,可降低溃疡性结肠炎发病率。

(2)感染因素:①调节肠道菌群:利用肠道益生菌维持治疗成为预防溃疡

性结肠炎复发的一个新靶点。②避免感染:大量证据表明,在溃疡性结肠炎患者中,肠道细菌感染、病毒感染与黏膜之间存在异常的免疫反应。

(3) 精神心理因素:情感的消极事件能引起溃疡性结肠炎的复发。保持心情愉快,患者应尽量避免劳累、长期脑力劳动、突然精神打击等不良因素。

(4) 坚持维持治疗:能否维持治疗是影响溃疡性结肠炎复发至关重要的因素。在缓解期如不进行干预,溃疡性结肠炎患者 1 年内的复发率可能将高达 70%。维持治疗的时间一般不应少于 1 年,病情较重或反复发作的患者多主张用药维持 3~5 年,甚至终身服药。溃疡性结肠炎的维持治疗,对于预防病情复发、延缓病情进展、改善患者预后、提高患者生活质量、降低总的医疗费用具有重要意义。

从中医学角度如何预防溃疡性结肠炎复发呢?

病例简介:苏某,女,34 岁,溃疡性结肠炎病史 2 年余,于笔者处就诊口服中药治疗 1 年,目前病情处于缓解期,此次前来复诊。

医生:你目前处于缓解期,建议继续吃药。目前我们还不能根治溃疡性结肠炎,你现在腹泻等症状明显好转,肠镜检查提示肠黏膜也愈合,但不是指这个病就断根了,而是处于缓解期,会有复发的风险的。

患者:我想吃中药预防复发,那从中医学角度怎么样才能预防复发呢?

患者疑问:从中医学角度如何预防溃疡性结肠炎的复发?

专家解答:溃疡性结肠炎目前由于病因未十分明确,只能控制和诱导缓解,但不能根治,在疾病处于缓解期时要注意采取措施干预以预防复发。现在通过临床观察,总结出 3 个重要的预防措施:①坚持服药(中药或西药),维持临床缓解。②规律生活,主要是指重视饮食禁忌和生活作息,在饮食上避免生冷、辛辣刺激食物,避免油腻食物、牛奶、豆浆、牛羊肉和海鲜等发物;在生活作息上需养成良好的生活习惯,避免熬夜,避免过度劳累。③调畅情志,需主动学习心理调节,学会释放压力和愤怒,缓解紧张情绪等。

(六) 鉴别诊断

溃疡性结肠炎与克罗恩病的区别是什么?

病例简介:刘某,女,35 岁,间断黏液脓血便 20 个月,就诊于外院诊断为溃疡性结肠炎(中度,全结肠型,慢性复发型),目前口服中药和美沙拉嗪缓释颗粒 2g/d,大便日行 1 次,成形,无明显黏液脓血,因右下腹及脐周隐痛来就诊。

患者:我溃疡性结肠炎 20 个月了,当时诊断的是中度,全结肠型,溃疡性结肠炎,目前吃着中药和美沙拉嗪缓释颗粒每天 2g,效果还行,大便每天 1 次,成形,无明显黏液脓血,就是右下腹及脐周有点痛,我自己查书说是溃疡性结肠炎大多左下腹痛,我这个病会不会是克罗恩病啊?

患者疑问:溃疡性结肠炎与克罗恩病的区别是什么?

专家解答:溃疡性结肠炎是一种局限于结肠的非透壁性、复发性的炎症性疾病,与克罗恩病共称为炎性肠病。溃疡性结肠炎症状上脓血便多见,电子结肠镜下病变连续,绝大多数直肠受累,少有末段回肠受累、肠腔狭窄及瘘管形成,电子结肠镜下可见溃疡浅、黏膜弥漫性充血水肿、颗粒状、脆性增加,取活检做病理检查示:固有膜全层弥漫性炎症、隐窝脓肿、隐窝结构明显异常、杯状细胞减少。克罗恩病的腹泻一般无肉眼血便,即有腹泻但脓血少见,结肠镜及X 线检查病变主要在回肠末端和邻近结肠呈非连续性、非弥漫性分布,很少累及直肠、末段回肠,肠腔狭窄、瘘管形成多见,内镜下可见纵行溃疡,伴周围黏膜正常或鹅卵石样改变,取活检做病理检查可见裂隙状溃疡、上皮样肉芽肿、黏膜下层淋巴细胞聚集,局部炎症。

溃疡性结肠炎与感染性肠炎的区别是什么?

病例简介:王某,男,35 岁,半个月前患者劳累、饮酒后再次出现黏液脓血便,10 余次 / 天,伴有腹痛、里急后重,时有发热,体温在 38.5℃左右。

医生:现在大便 1 天几次,黏液脓血多吗? 复查过肠镜和血常规、大便常规吗?

患者:现在大便每天 10 多次,总是感觉拉不干净,黏液脓血都挺多的。还发烧,最高的时候 38.5℃,全身乏力。复查肠镜了,这是报告,好像比以前严重了。医生你说我是细菌性痢疾吗?

患者疑问:溃疡性结肠炎与细菌性痢疾的区别是什么?

专家解答:细菌性痢疾是由痢疾杆菌引起的肠道传染病,常累及直肠,也可以累及全结肠,导致血性腹泻、黏液血便,腹痛及发热等腹泻综合征。无论从临床特点或者内镜表现都与溃疡性结肠炎相似,特别是慢性细菌性痢疾。该病有自限性,一般不超过 6 周,我国志贺菌感染最常见。鉴别关键在于病原学检查,粪便的细菌培养检测到痢疾杆菌,粪便 PCR 检测到痢疾杆菌特异核苷酸序列。细菌性痢疾发作均有明显的季节性,发病高峰在 7~9 月,且大部分细菌性痢疾抗生素治疗有效,内镜上细菌性痢疾的浅表性溃疡数量相对较少,分布散在。

溃疡性结肠炎与阿米巴肠病的区别是什么?

病例简介:周某,男,34 岁,大便中带血及白色黏液 1 个月余,后确定为溃疡性结肠炎(中度,左半结肠型,初发型)。

患者:大便中有时候有白色果冻样的东西,但是不多,大便有时候 4 次,多的时候 6 次,老想上厕所,上完厕所觉得好像解不干净。肚子不疼,有时候胀。不发烧。我平时没什么病,这次得病后我还去肛肠科看过,说没有痔疮。你说我这个会是阿米巴肠病吗?

患者疑问:溃疡性结肠炎与阿米巴肠病的区别是什么?

专家解答:阿米巴肠病是溶组织内阿米巴通过粪-口途径,因进食受污染的食物和水感染,而侵袭直肠、乙状结肠和盲肠、升结肠。本病粪便特点为果酱样,而非黏液样脓血便,好发部位在盲肠和右半结肠,里急后重症状较少见,内镜下可见其病变呈区域性分布,溃疡孤立且分散,溃疡较深,呈三角形或烧瓶样,溃疡边缘明显充血水肿,周围黏膜正常。鉴别点在于病原学,在患者的粪便、病灶渗出物或电子结肠镜下病变黏膜区活检,如果找到阿米巴滋养体或包裹,即可确诊。

溃疡性结肠炎与肠结核的区别是什么?

病例简介:李某,男,38 岁,以间断黏液脓血便、右下腹隐痛 1 个月,伴发热 1 周就诊。1 周前腹痛症状加重,伴发热,体温高达 39℃,间断腹泻、黏液脓血便,伴恶心、食纳明显减退,病后消瘦明显,后诊断为溃疡性结肠炎(重度活动期,全结肠型),为寻求中医药治疗前来就诊。

患者:大便有时候 3 次,多的时候 4 次,老想上厕所,上完厕所觉得好像解不干净。右下腹疼痛。我 5 年前得过肺结核,已经痊愈了。没有痔疮。你看我这个是什么病啊?

医生:目前还不清楚,需要完善检查,还得去排查一下有没有肠结核,才能明确诊断。

患者:肠结核？这个病和溃疡性结肠炎怎么区别呢？

患者疑问:溃疡性结肠炎与肠结核的区别是什么？

专家解答:溃疡性结肠炎病变累及范围较广,呈弥漫分布时,在多数情况易于同肠结核鉴别。肠结核病变主要累及回盲部,其次是空回肠、结肠及直肠,特征性病变为肠壁干酪样坏死或无干酪样坏死的结核性肉芽肿(即结核结节)。最可靠的依据为组织学和病原学检查:只要符合以下任何1条标准就可以确诊为肠结核而除外溃疡性结肠炎:①肠壁或肠系膜淋巴结中找到干酪样坏死性肉芽肿;②病变组织病理切片中找到结核杆菌;③从病变处取材培养结核杆菌结果阳性;④从病变处取材做动物接种有结核改变。

溃疡性结肠炎和结肠癌的区别是什么?

病例简介:张某,女,38岁,确诊重度溃疡性结肠炎3年余,长期口服美沙拉嗪肠溶片治疗,病情能够缓解,但停药就加重,前来就诊。

患者:医生,我这会不会是肠癌啊？我老是担心会不会变成肠癌。怎么区别溃疡性结肠炎和结肠癌呢？

患者疑问:溃疡性结肠炎和结肠癌的区别是什么？

专家解答:结肠癌包括结肠癌和直肠癌,是常见的恶性肿瘤,也可出现腹泻、腹痛等症状,通过电子结肠镜和黏膜活检可进行诊断。溃疡性结肠炎和结肠癌的鉴别也主要依靠电子结肠镜和黏膜活检,一般较易区分。值得注意的是,溃疡性结肠炎也可出现癌变,病程漫长者癌变危险增加,需注意随访,一般对病程8~10年以上的广泛性全结肠的溃疡性结肠炎或直乙状结肠型溃疡性结肠炎患者,应行定期进行结肠镜检查,以便早期发现是否癌变。

溃疡性结肠炎和腹泻型肠易激综合征的区别是什么?

病例简介:高某,女,28岁,因腹泻、大便有黏液5个月前来就诊。

患者:医生,大便次数多,每天4~5次,肚子一疼就要去厕所,我在网上搜了一下,说是肠炎,经常有腹痛,肚子一痛就要拉,有黏液,但没有脓血。

医生:有没有去其他医院看过？或者吃过什么药物？这个需要完善肠镜检查。

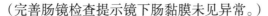

（完善肠镜检查提示镜下肠黏膜未见异常。）

医生：你这个目前可以排除溃疡型结肠炎。目前怀疑可能是腹泻型肠易激综合征。

患者：请问您怎样区分溃疡性结肠炎和腹泻型肠易激综合征呢？

患者疑问：溃疡性结肠炎和腹泻型肠易激综合征区别是什么？

专家解答：肠易激综合征是一种以腹痛或腹部不适伴排便习惯改变为特征而无器质性病变的常见功能性肠病，可分为腹泻型、便秘型、混合型和不定型。溃疡性结肠炎和腹泻型肠易激综合征均有腹痛、腹泻的症状，但腹泻型肠易激综合征结肠镜下提示肠黏膜正常，而溃疡性结肠炎则可见病变肠黏膜（如充血、水肿、弥漫性糜烂或多发浅溃疡）。另外，溃疡性结肠炎患者多数有黏液脓血便，而腹泻型肠易激患者粪便可有黏液，但无脓血。

（七）确诊

怎样才能确诊溃疡性结肠炎？

病例简介：安某，男，31岁，主诉黏液脓血便4个月余，确诊溃疡性结肠炎（重度，全结肠型）4个月，目前黏液脓血便3~4次，伴腹痛，脐下隐痛，肛门下坠，里急后重，肛门灼热，口干，口服美沙拉嗪肠溶片1g，3次/天，美沙拉嗪栓纳肛，1g，1次/天，效果不佳，前来寻求中医药治疗。

患者：我4个月前出现黏液脓血便，大便每天2~3次，有时候会有肚子痛，我也没怎么重视，后来大便次数比之前更多了，每天4~6次，黏液脓血也比之前多了，1个月之前我去医院检查了，大夫诊断的是溃疡性结肠炎。你说怎么样才能诊断溃疡性结肠炎？

患者疑问：怎样才能确诊溃疡性结肠炎？

专家解答：具有持续或反复发作腹泻和黏液脓血便、腹痛、里急后重，伴有（或不伴）不同程度全身症状者，在排除细菌性痢疾、阿米巴痢疾、慢性血吸虫病、肠结核等感染性肠炎及克罗恩病，缺血性肠炎，放射性肠炎等基础上，同时结肠镜检查及黏膜活检组织学所见符合溃疡性结肠炎特征性表现的可确诊为溃疡性结肠炎。

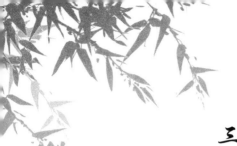

三、治疗篇

（一）中医治疗

中医学如何认识溃疡性结肠炎？

病例简介：吴某，男，45 岁，溃疡性结肠炎病史 5 年余，于笔者处就诊口服中药治疗 1 周，症状明显好转，此次前来复诊。

患者：医生，我服药 1 周后效果就很明显，我过去根本不相信中医，中医为什么效果这么好？能不能跟我讲一讲中医是怎么看待这个疾病的？

患者疑问：中医学如何认识溃疡性结肠炎？

专家解答：中医学没有溃疡性结肠炎病名记载，根据本病的临床特征，类似于中医学之"肠澼""痢疾""泄泻"和"腹痛"范畴。隋代巢元方在《诸病源候论》中指出："凡痢，口里生疮，则肠间也有疮也。"此乃中医学对溃疡性结肠炎口腔并发症最早的描述。中医认为本病的病机多为本虚标实，本虚为脾阳不足，标实为湿热瘀阻。治疗起来，既要治疗脾虚，又要清理肠道湿热，还要活血化瘀，比较复杂。

服用味苦的中药可以加糖吗？服中药冲剂喝多少水合适？

病例简介：程某，女，32 岁，溃疡性结肠炎病史 12 年余，于笔者处就诊口服中药治疗 1 个月余，此次前来复诊。

患者：我能不能往中药里面放糖？

医生：不建议这样，你可以把中药很快喝完后吃个酸梅、杨梅之类。

患者：好的。还有，医生，这个中药是颗粒剂，最好是用很热的水冲，还是温水冲？水温高了会不会影响药物效果？

医生：中药配方颗粒最好是用开水冲，并不停地搅拌，这样有利于溶解，最后搅拌后焖上 5~10 分钟，以便药物很好地发生相互作用，可以提高临床疗效。

患者:那这个中药冲剂用多少水冲比较合适?

医生:用 100~150ml 水就可以。

患者疑问 1:服用味苦的中药可以加糖吗?

专家解答:一般来说,中药,特别是汤药都比较苦,有些人受不了这种苦,不加糖就喝不下去。其实,这是一种错误的做法,一般来说,中药是不适宜加糖服用的。可以在喝完后少量吃糖或者其他食物改变口味。

患者疑问 2:服中药冲剂喝多少水合适?

专家解答:中药冲剂是在中药汤药的基础上发展而来的,用水冲开后即相当于煎好的汤剂,而中药汤剂煎煮时,每副中药煎 2 次,每次煎 150ml 左右,混在一起分 2 次服下。所以,饮用中药冲剂每次用水 100~150ml 就可以了。

中西药间隔多长时间服用比较合适?

病例简介:李某,男,35 岁,确诊溃疡性结肠炎 3 年余,一直口服美沙拉嗪肠溶片治疗,但仍有腹泻,大便 5 次 / 天,有黏液和脓血,为求中医治疗而就诊。

患者:医生,这个中药和西药在一起吃有没有什么反应啊?

医生:据我现有的经验,给你开的中药和西药在一起吃应该没有什么问题,但是我也不能百分之百确保,所以建议你中药和西药分开服用,应该没有问题。

患者:那间隔多长时间吃呢?

医生:隔 1 个小时以上。

患者疑问:中西药间隔多长时间服用比较合适?

专家解答:建议中药和西药服用最好间隔 1 小时以上。

溃疡性结肠炎一般分为哪几型?

病例简介:苏某,女,34 岁,溃疡性结肠炎病史 2 年余,于笔者处就诊口服中药治疗 1 年,目前病情平稳,此次复诊,大便 1~2 次 / 天,大便基本成形,有时偏稀,偶有少量黏液。

患者:你说我是寒热错杂型,这个病中医有多少证型呢?

患者疑问:溃疡性结肠炎一般分为哪几型?

专家解答:根据溃疡性结肠炎的临床表现,中医辨证大致可分为以下几型：大肠湿热证、热毒炽盛证、瘀血内阻证、脾虚湿蕴证、寒热错杂证、脾肾阳虚证、阴血亏虚证。也有患者病情比较复杂，可以出现复合证型（2个证同等并存，如脾肾阳虚证与瘀血内阻证）和兼证型（一个证为主，另一个证为辅，如脾虚湿蕴兼大肠湿热证）。同时，随着疾病的治疗或进展，同一患者在不同时间段的辨证分型是会发生变化的，临床医生会根据不同的证型处以不同的处方。

溃疡性结肠炎湿热内蕴证中医如何治疗？

病例简介：张某，女，35岁，确诊重度溃疡性结肠炎2年余，长期口服美沙拉嗪肠溶片治疗，同时服用中药汤药治疗，病情有时缓解，但停药就加重，前来就诊。

患者：大便每天7~8次吧。一直在便血，鲜红的，几乎没有黏液。肛门辣辣的感觉。肚子每天总是隐隐约约地疼痛。

医生：伸舌头我看看（舌质红，苔黄腻）。摸一下你的脉（脉滑数有力）。

医生：这个病本来就容易复发，而且你目前按照中医辨证属于湿热内蕴证，湿热缠绵难愈，所以治疗的时间比较长，你还得坚持服药。

患者：这该如何治疗才好呢？

患者疑问：溃疡性结肠炎湿热内蕴证中医如何治疗？

专家解答：湿热内蕴证是溃疡性结肠炎的一个常见证型，主要表现为大便黏，脓血较多，甚至有鲜血，气味腥臭，腹部疼痛，里急后重，肛门灼热，口苦口黏，小便黄，舌红，苔黄腻，脉滑数。中医学认为该患者湿热内蕴，湿热与肠道气血相搏结，导致湿热瘀阻，使肠络受损，血腐肉败成脓则见腹泻，黏液脓血便；湿热下注于肠道，肠道传导失司，腑气不通则见腹痛，里急后重。肛门灼热，口苦口黏，小便黄，舌红，苔黄腻，脉滑数均为湿热之象。多用白头翁汤（**白头翁、黄连、黄柏、秦皮，以白头翁清热解毒，黄连、黄柏化湿清热，秦皮清热止痢**）加减治疗。湿热缠绵难愈，治疗时间较长，需坚持服药。

溃疡性结肠炎热毒炽盛证中医如何治疗？

病例简介：宇某，女，35岁，确诊重度溃疡性结肠炎5年余，曾口服激素治疗，症状好转后长期口服美沙拉嗪肠溶片维持，3个月前自行停药，1周前劳累后病情复发，由家属扶来就诊。

患者:大便每天 15~20 次,每次都有血。血是鲜红的,有点多,有黏液,不是很多。肚子疼,特别是排便的时候特别疼。累,特别疲劳,头有时有点晕。下午和晚上烧,体温最高 38.6℃。吃退烧药就退烧了。

医生:伸舌头我看看(舌质红绛,苔黄腻)。摸一下你的脉(脉滑数有力)。你这次发病很重,属于重度溃疡性结肠炎,从中医学角度讲,属于热毒炽盛证。

患者:这该如何治疗才好呢?

患者疑问:溃疡性结肠炎热毒炽盛证中医如何治疗?

专家解答:热毒炽盛证是溃疡性结肠炎的一个证型,主要表现为发病急骤,暴下脓血便或血便,血颜色鲜红,肛门灼热疼痛,腹胀、腹痛拒按,发热,口渴,心烦,舌质红绛,苔黄腻,脉滑数。本型多由于失治或误治,或饮食不慎、情志过极,病情突发加重导致,出现热毒炽盛,故临床病势急骤,热毒壅盛肠腑,肠络受损严重,兼之火性急速下行,故暴下脓血,或鲜血便;热毒内蕴,气机不利,腑气不通,故见腹胀、腹痛拒按;热盛于内,故见发热,烦躁,口渴。舌红绛,苔黄腻,脉滑数均为热毒之象。多用白头翁汤合犀角地黄汤(**白头翁、黄连、黄柏、秦皮、水牛角、生地黄、丹皮、赤芍,以白头翁清热解毒,黄连、黄柏化湿清热,秦皮清热止痢,水牛角、生地黄、丹皮清热凉血**)加减治疗。本型发病急骤,病情严重,需住院中西医结合治疗。

溃疡性结肠炎瘀血内阻证中医如何治疗?

病例简介:林某,女,65 岁,溃疡性结肠炎 20 年余,长期口服沙尔福,病情控制一般,大便 3~4 次 / 天,腹痛明显,前来就诊。

患者:现在在吃美沙拉嗪肠溶片,目前大便每天 3~4 次。大便有时成形,有时是稀便,每次排便时左下腹痛得厉害,现在主要是这个不舒服。刺痛、胀痛都有,不喜欢揉,怕碰。大便没有黏液,有时大便呈暗红色的。

医生:伸舌头我看看(舌质紫或瘀斑)。诊一下你的脉(脉涩)。我给你开方子吃吃看,你这个根据中医辨证属瘀血内阻证。

患者:这该如何治疗才好呢?

患者疑问:溃疡性结肠炎瘀血内阻证中医如何治疗?

专家解答:瘀血内阻证是溃疡性结肠炎的一个证型,主要表现为腹痛拒按,痛有定处,泻下不爽,黑便,舌质紫或瘀斑,脉涩。本型多由于得病日久,损伤血分,病入血络,或素有瘀血导致。瘀血阻滞在腹部则腹痛,疼痛位置固定、拒按,肠络瘀阻,腑气不畅则排便不爽,黑便、舌质紫或有瘀斑、脉涩均为瘀血之象。多用少腹逐瘀汤(当归尾、赤芍、红花、生蒲黄、五灵脂、延胡索、没药、小茴香、乌药、肉桂)加减治疗,可在医生的指导下使用该药。

溃疡性结肠炎脾虚湿蕴证中医如何治疗?

病例简介:李某,男,29岁,确诊溃疡性结肠炎半年余,3个月前来门诊就诊,经治疗后腹泻等症状明显改善,现来复诊。

患者:好多了,大便每天1~2次。不成形,是糊状的。有些白色的黏液,没有脓血。肚子有点轻微的疼,不是很明显,肚子里老咕噜咕噜地响。容易疲劳、没劲,食欲一般般。

医生:伸舌头我看看(舌质淡胖有齿痕,苔薄白)。摸一下你的脉(脉细弱)。你现在中医辨证是脾虚湿蕴证,这次我给你换个方子。

患者:脾虚湿蕴证是不是比较难治,中医是如何辨证治疗的?

患者疑问:溃疡性结肠炎脾虚湿蕴证中医如何治疗?

专家解答:脾虚湿蕴证是溃疡性结肠炎的一个常见证型,主要表现为腹泻便溏,有黏液或少量脓血,纳差食少,面色萎黄,肢体倦怠,舌质淡胖或有齿痕,苔薄白,脉细弱或濡缓。脾虚不能运化水湿,水湿下渗肠道,肠络受损则腹泻、便溏,有黏液。脾虚不能运化水谷,则纳差食少,脾气不升则面色萎黄、肢体倦怠,舌质淡胖或有齿痕,苔薄白,脉细弱或濡缓为脾虚湿蕴之象。多用参苓白术散(党参、茯苓、白术、桔梗、山药、白扁豆、砂仁、薏苡仁、莲子肉、甘草)加减治疗,可在医生的指导下使用该药。

溃疡性结肠炎寒热错杂证中医如何治疗?

病例简介:苏某,男,40岁,溃疡性结肠炎病史4年余,于笔者处就诊口服中药治疗2个月余,此次复诊,大便1~2次/天,时有不成形,少量黏液,无明显脓血。

患者:现在大便次数比以前少了,每天就1~2次。基本上都是成形的,有时候肚子受了凉会有点不成形。还有点黏液,但是比以前少多了,基本上没有脓血了。腹部特别怕冷,吃了凉的东西后会疼痛,手足怕凉。

医生:舌头伸出来看看(舌红,苔薄黄)。诊一下你的脉象(脉沉细)。你这

个病证属于寒热错杂证,即上热下寒证,

患者:这该如何治疗才好呢?

患者疑问:溃疡性结肠炎寒热错杂证中医如何治疗?

专家解答:寒热错杂证也是溃疡性结肠炎的一个常见证型,主要表现腹部疼痛,里急后重,大便黏液脓血,既有口干口苦、口腔溃疡、小便黄、舌苔黄腻等热证表现,又有腹部怕冷、喜温喜按,手足怕凉等寒证表现,中医学认为该患者湿热内蕴,湿热与肠道气血相搏结,导致湿热瘀阻,使肠络受损,血腐肉败成脓则见腹泻,黏液脓血便;湿热下注于肠道,肠道传导失司,腑气不通则见腹痛,里急后重。口干口苦、口腔溃疡、小便黄、舌苔黄腻等症状为湿热上蒸所致,腹部怕冷、喜温喜按,手足怕凉为外感湿热或饮食不节或情志不畅造成脾胃受伤,脾胃虚弱,脾胃气虚日久不愈,易伤及脾阳,由脾及肾,而成脾肾阳虚,温煦失职。临床多用乌梅丸(**乌梅、黄连、黄柏、细辛、肉桂、干姜、党参、炒当归、制附片**)加减治疗,可以取到比较好的效果,可在医生的指导下使用该药。

溃疡性结肠炎脾肾阳虚证中医如何治疗?

病例简介:张某,男,72 岁,溃疡性结肠炎病史 30 年余,服用过美沙拉嗪肠溶片,但服用不规律,病情好转时自行停药,病情加重则再次服药,病情好好坏坏,多次反复。现再次发病,大便 5~6 次 / 天,伴有大量黏液,慕名前来就诊。

患者:大便每天 5~6 次,排便时黏液多,最后要排不少黏液。没有血。但肚子怕冷,肚脐周围和小肚子冷,喜欢捂着。全身怕冷,衣服要穿得多。腰酸,膝盖也酸。

医生:我看看舌头(舌质淡胖有齿痕,苔白润。脉沉细或尺脉弱)。你这个病证属于脾肾阳虚证,我给你开附子理中汤合四神丸(**附子、人参、干姜、白术、甘草、补骨脂、肉豆蔻、吴茱萸、五味子**)加减治疗,你要坚持服药,不要随意停药。

患者:你是怎么进行对我辨证为脾肾阳虚证的? 中医具体如何辨证论治的?

患者疑问:溃疡性结肠炎脾肾阳虚证中医如何治疗?

专家解答:脾肾阳虚证也是溃疡性结肠炎的一个证型,主要表现为久痢迁延,脐腹冷痛,喜温喜按,腰膝酸软,形寒肢冷,腹胀肠鸣,面色㿠白,少气懒言,舌质淡胖,有齿痕,苔白润,脉沉细或尺脉弱。中医学认为本病日久,损伤脾肾阳气,脾肾阳虚,则温煦失职,气化失司,则脐腹冷痛,喜温喜按,腹胀肠鸣;腰膝酸软,形寒肢冷为肾阳虚之象,面色㿠白,少气懒言为脾阳虚之象,临床多用附子理中汤合四神丸(**附子、人参、干姜、白术、甘草、补骨脂、肉豆蔻、吴茱萸、五味子**)加减治疗,可以取到比较好的效果,可在医生的指导下使用该药。

溃疡性结肠炎阴血亏虚证中医如何治疗?

病例简介:陆某,女,54岁,溃疡性结肠炎病史10年余,近3年一直服用美沙拉嗪肠溶片(莎尔福),病情反复,现大便4~5次/天,下午和晚上发热,前来就诊。

患者:大便偏干,解得有点费力。黏液和脓血都有,黏液少些,血稍稍多些。血颜色不黑,就是稍微有点深。

医生:伸舌头我看看(舌红少苔。脉细数)。你这个病证根据中医辨证来看属于阴血亏虚证,我给你开驻车丸(**黄连、阿胶、当归、炮姜**)加减治疗。

患者:阴血亏虚是不是得补血啊? 中医如何治疗呢?

患者疑问:溃疡性结肠炎阴血亏虚证中医如何治疗?

专家解答:阴血亏虚证也是溃疡性结肠炎的一个常见证型,主要表现大便有黏液脓血,脓血黏稠,排便困难,午后低热,心烦易怒,舌红少苔,脉细数。下痢日久,损伤阴血,导致本型的发生。阴血亏虚,濡养之力不足,则脓血黏稠、排便困难;阴血不足,阳气偏亢,则午后低热,心烦易怒;舌红少苔,脉细数是阴血亏虚之象。临床多用驻车丸(黄连、阿胶、当归、炮姜)加减治疗,可在医生的指导下使用该药。

中药治疗溃疡性结肠炎是否有效?

病例简介:孙某,男,17岁,确诊溃疡性结肠炎1年余,一直口服美沙拉嗪肠溶片治疗,现欲寻求中医治疗,其母亲前来咨询。

患者母亲:我儿子今年17岁,1年前得的溃疡性结肠炎。现在在吃美沙拉嗪肠溶片。现在每天大便2~3次,我担心长期吃西药有副作用,想找中医试试,医生,这个病中医能治吗?

医生:这个病中医治疗是有效果的。根据我们的临床观察,对于轻中度溃疡性结肠炎,在中医辨证论治指导下单纯吃中药,可以诱导和维持疾病的缓解,不必吃西药。对于重度溃疡性结肠炎,中药可以减少美沙拉嗪、激素或免疫调节剂的服用剂量,甚至停药。

患者疑问:中药治疗溃疡性结肠炎是否有效?

专家解答:有效果。对于轻中度溃疡性结肠炎,在中医辨证论治指导下单纯吃中药,可以诱导和维持疾病的缓解,不必吃西药。对于重度溃疡性结肠炎,中药可以减少美沙拉嗪、激素或免疫调节剂的服用剂量。

中药是在饭前吃还是饭后吃?

病例简介:苏某,男,40岁,溃疡性结肠炎病史4年余,于笔者处就诊口服中药治疗2个月余,此次复诊,大便1~2次/天,时有不成形,少量黏液,无明显脓血。

患者:我这个中药什么时间服用比较好,我之前的中药,早晚饭各喝1次,有时是饭前喝,有时因事情耽搁了放在饭后喝。这到底是在饭前喝比较好,还是饭后喝比较好?

医生:你的中药放在饭后1小时喝。

患者疑问:中药是在饭前吃还是饭后吃?

专家解答:《神农本草经·序录》记载:"病在胸膈以上者,先食而后服药;病在心腹以下者,先服药而后食;病在四肢血脉者,宜空腹而在旦;病在骨髓者,宜饱满而在夜。"按此记载,溃疡性结肠炎病在肠道,宜在饭前服药,但是很多患者表示空腹服药容易出现上腹部不适,故建议放在饭后1小时服用。

吃中药的同时还需要吃西药吗?

病例简介:孙某,男,17岁,确诊溃疡性结肠炎1年余,一直口服美沙拉嗪肠溶片治疗,现欲寻求中医治疗,其母亲前来咨询。

患者母亲:医生,如果小孩吃上中药,还需要吃西药吗?

患者疑问:吃中药的同时还需要吃西药吗?

专家解答:这个因人而异,有些人可以停西药,有些停不了。根据我的临床经验,如果是轻中度的溃疡性结肠炎,可以仅吃中药就可以控制;如果服用中药之前一直服用美沙拉嗪,可以先中药和西药同时服用,待症状平稳后,复查电子结肠镜提示黏膜愈合，可逐渐减少西药美沙拉嗪的用量，直至停服西药美沙拉嗪，仅服用中药。如果溃疡性结肠炎病情属重度活动期，在吃中药的同时需服用西药，待病情稳定后复查肠镜提示黏膜愈合，可以慢慢尝试停西药免疫抑制剂或激素，最后停用美沙拉嗪。

吃中药多长时间可以停西药？

病例简介：李某，男，35岁，确诊溃疡性结肠炎3年余，一直口服美沙拉嗪肠溶片治疗，但仍有腹泻，大便5次/天，有黏液及脓血，为求中医治疗而就诊。

患者：我现在吃着中药和西药，那我西药还需不需要吃？

医生：暂时中药和美沙拉嗪肠溶片都吃，等到病情平稳后可以慢慢减去西药。

患者：哦，那根据你的经验，一般多长时间可以减去西药？

医生：这样要根据你吃药后的反应来确定是否停西药。人体是很复杂的，不是可以预定多长时间以后就可以停西药。

患者疑问：吃中药多长时间可以停西药？

专家解答：停西药的时间因人因病情而宜，总体原则是临床症状缓解和肠黏膜愈合后可逐渐减少西药的用量，直至停用。总体来说，停美沙拉嗪肠溶片时间比较短，停激素和免疫抑制剂时间比较长。若同时服用免疫抑制剂、激素及美沙拉嗪肠溶片，可先缓慢减少免疫抑制剂的用量，待完全停用后再逐渐减少激素用量，最后再依次减少美沙拉嗪肠溶片的用量。

多长时间调整一次方子？

病例简介：张某，男，32岁，2个月前在笔者门诊确诊为溃疡性结肠炎，经治疗后病情好转，现大便2~3次/天，不成形。现前来复诊。

医生：这次辨证你是属于寒热错杂证，我给你开乌梅丸加减治疗。

患者：医生，这次还是给我开半个月的药吗？能不能开久一点？

医生：可以，目前病情好转，可以开1个月的量。

患者疑问：多长时间调整一次方子？

专家解答：对于活动期的患者，因为病情变化较快，吃药后疗效难以确定，建议1周复诊1次，针对病情的变化调整方子。对于病情趋于稳定的患者，可以半个月到1个月调整1次方子。对于缓解期的患者，可以1~2个月调整1

次方子。如果病情平稳,患者症状突然加重,建议尽快就诊,调整治疗方案。

吃中药期间饮食需要注意什么?

病例简介:赵某,女,45 岁,溃疡性结肠炎病史 5 年,一直口服美沙拉嗪肠溶片治疗,病情控制尚可,3 天前劳累及饮食不慎后病情复发,前来就诊。

患者:请问我服用中药期间可以吃牛羊肉吗? 还有什么东西不能吃?

医生:最好不要吃牛奶、豆浆、海鱼、虾、蟹,辛辣、油腻、生冷、刺激的食品。

患者疑问:吃中药期间饮食需要注意什么?

专家解答:溃疡性结肠炎患者具有适应性下降,敏感性增强,抵抗力下降等特点,因此饮食禁忌和生活起居方面在本病的治疗中有着很重要的作用。本病忌牛乳,豆浆,牛肉,羊肉,海鱼,虾,蟹,深加工和含防腐剂食品等;忌辛辣,油腻,生冷,刺激之品。溃疡性结肠炎的病机是本虚标实,本虚是脾阳不足,标实是湿热瘀阻,牛乳、豆浆、海鱼、虾、蟹、生冷油腻食物为寒凉之品,易加重损伤脾阳,不利于疾病的好转;牛肉、羊肉、辛辣刺激食物为辛温之品,能加重湿热瘀,易造成疾病的加重。

中药需要吃多长时间? 中药可以减量吗? 中药对肝肾功能有没有影响?

病例简介:温某,女,48 岁,溃疡性结肠炎病史 10 年,2 个月前复发后在门诊口服中药治疗半年后,症状缓解,病情处于缓解期,现前来就诊。

患者:医生,我现在症状也消失了,能不能不吃药了。

医生:我建议还是继续服用中药。我在临床观察过,停中药一段时间后,这个病会复发。

患者:难道要一直吃下去吗?

医生:目前我们还达不到根治的要求,所以建议一直吃下去。

患者:那能不能减量呢?

医生:可以,病情稳定后,我们可以减量,2 天吃一剂药,1 周吃一两剂药。

患者:那还好一些。

医生:我们现在也在进行深入的研究,希望以后能根治这个病。

患者:长期吃中药对肝肾功能有没有影响?

医生:长期吃中药需要监测肝肾功能。临床上发现非常少的中药对肝肾功能有损伤。

患者:那一般多久查一次肝肾功能?

医生:3个月查一次肝肾功能就可以。如果一旦出现异常,需立即停止服药并及时就诊。

患者疑问1:中药需要吃多长时间?

专家解答:目前溃疡性结肠炎还不能根治,所以即使经中药治疗后病情处于缓解期,也建议继续服用中药维持缓解。

患者疑问2:中药可以减量吗?

专家解答:当病情处于缓解期时,是可以减量的。逐渐从1天1剂中药,过渡到2天1剂中药,最后到1周2付中药。

患者疑问3:中药对肝肾功能有没有影响?

专家解答:不能盲目认为中药是没有副作用的,长期服用中药有可能会出现肝肾功能的损伤,但是非常少见,所以需要定期监测肝肾功能,如果一旦发现肝肾功能异常,需立即停止服用药物并及时就诊。

在缓解期运用中医药治疗防止复发具有什么优势?

病例简介:张某,女,30岁,溃疡性结肠炎病史2年,2年前患者病后就一直服用美沙拉嗪肠溶片,现病情处于缓解期,因顾忌长期服用美沙拉嗪肠溶片,前来就诊。

患者:医生,我这个病中药能不能治疗?可不可以停美沙拉嗪肠溶片?

医生:可以停西药,中药可以控制。

患者:那能不能治断根,中医有什么维持缓解的优势?

医生:中西医目前都不能根治。即使病情属于缓解期,也要坚持服用中药防复发。

患者疑问:在缓解期运用中医药治疗防止复发具有什么优势?

专家解答:中医药预防复发,具有一定的优势:第一,剂量会比较小,每周服药1~2付就可以,不用天天服用药物;第二,对人的体质有一定的调理作用,中医不仅能治疗疾病,也能治疗得病的人,对人的体质有调理作用,这是西药所不具有的功效;第三,价格相比会便宜一些。

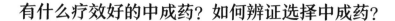

有什么疗效好的中成药？如何辨证选择中成药？

病例简介：程某，男，35岁，溃疡性结肠炎病史5年，曾经中西医结合治疗后病情平稳，1个月前复发，在笔者门诊口服中药治疗后症状有所改善，现前来复诊。

患者：我最近工作非常忙，担心下次不能及时复诊，能不能给我推荐一两种中成药服用。

医生：中医讲究个体化治疗，处方需要根据病情的变化及时调整，中成药为固定处方和剂量，没有汤剂效果好。

患者：明白。我是担心停药几天，不利于治疗，所以想问问有没有中成药？如何辨证选择中成药呢？

医生：中成药的选择也不是随意的，也要根据辨证结果来选取恰当的中成药。你目前以肠道湿热为主，如果中药不能接上，中间可以吃吃复方苦参结肠溶胶囊。

患者疑问1：有什么疗效好的中成药？

专家解答：相对服用中药汤剂来说，服用中成药更加方便，但由于中成药的配伍固定、剂量固定，所以不如汤剂灵活，效果更好。目前针对溃疡性结肠炎病，有复方苦参结肠溶胶囊、虎地肠溶胶囊、溃结灵颗粒、补脾益肠丸、固本益肠片、固肠止泻丸，附子理中丸、香连丸、复方仙鹤草肠炎片、参苓白术散、驻车丸等，但不同的中成药适合不同的中医辨证类型，并非对所有的溃疡性结肠炎均有疗效。如固本益肠丸主要针对脾肾阳虚的患者，如果大肠湿热的患者服用则会加重病情，所以中成药也需要在医生的指导下服用。

患者疑问2：如何辨证选择中成药？

专家解答：将上述中成药进行简单的归类，可分为以下几类：复方苦参结肠溶胶囊、虎地肠溶胶囊、溃结灵颗粒具有清热利湿，凉血止血的功效，主要适合大肠湿热的患者，这类患者多大便黏，脓血较多，甚至有鲜血，气味腥臭，腹部疼痛，里急后重，肛门灼热，口苦口黏。补脾益肠丸具有健脾益气，涩肠止泻的功效，主要用于脾虚湿盛的患者，此类患者多腹泻便溏，有黏液或少量脓血，纳差食少，面色萎黄，肢体倦怠。固本益肠丸具有健脾温肾，涩肠止泻的功效，主要适合脾肾阳虚的溃疡性结肠炎患者，这样的患者多得病日久，迁延不愈，脐腹冷痛，喜温喜按，腰膝酸软，形寒肢冷。而固肠止泻丸具有调和肝脾，涩肠止痛,主要适用于寒热错杂兼有肝脾不和证的患者,此类患者病情与情绪有明显的关联,生气或紧张后易腹痛,随即立即腹泻,泻后痛减。

如何辨别是寒重还是热重?是湿重还是热重?

病例简介:宋某,男,51岁,溃疡性结肠炎病史5年余,于笔者处就诊口服中药治疗3个月余,此次复诊,大便1~2次/天,不成形,无黏液和脓血。

医生:溃疡性结肠炎的病情是比较复杂的,病程较长,迁延不愈,我认为寒热错杂,湿热内阻的患者比较多,治病需要鉴别寒、热的多少,湿、热的轻重。

患者:那怎么判断寒、热的多少,湿、热的轻重?

医生:这个就需要有中医的专业知识了。可以很通俗地跟你讲,如果患者怕冷,腹部冷痛,大便黏液多,这个就是寒;如果患者不怕冷,肛门热,大便血多,这个就是热。

患者:哦,是这个意思啊,那要是又怕冷,肛门又热,既有黏液,也有鲜血,这是怎么回事呢?我以前就是这样。

医生:这个就是寒热错杂,也就是既有寒,又有热。

患者疑问1:如何辨别是寒重还是热重?

专家解答:溃疡性结肠炎多反复发作,病程长,病情复杂,多会出现寒热错杂,湿热内阻的局面,在治疗上需要辨别寒热的轻重、湿热的多寡。

寒证可大致分为3个层次,并可相互转化:轻者为脾气虚,气虚生寒;进一步加重可发展为脾阳虚;再进一步可成为肾阳不足。脾阳虚:临床表现可见腹部冷痛绵绵、喜温喜按、形寒肢冷乏力、纳呆、不能进食凉物、大便清稀。肾阳虚:多由脾阳虚失治、误治,或病情进一步加重所致,或素体肾阳不足,临床表现可见大便稀溏,或五更泄泻、腰膝酸软、神疲乏力、畏寒肢冷、下肢尤甚、性欲冷淡、夜尿频。脾气虚:多经治疗后病情好转由脾阳不足转变为脾气虚,临床表现全身乏力、食欲不振、大便偏稀。

热证可分为以下几种:溃疡性结肠炎标实为湿热,病情进一步发展为热毒炽盛,或引动心火与肝火。湿热:临床可见下痢脓血黏液便、大便臭秽、腹痛、里急后重、肛门灼热、口渴、小便短赤。热毒炽盛:多由于失治或误治,或饮食不慎、情志过极,病情突发加重导致,临床可见病势急骤,暴下脓血便,腹痛剧烈拒按,发热烦躁。心火:多由肠腑湿热引动,或精神紧张,郁而化热,引动心火,症见心烦失眠、心神不宁、焦虑不安。肝火:多由肠腑湿热引动,或素体肝火旺盛,临床可见急躁易怒,头晕胀痛,口苦咽干,便血。可以根据临床表现判断寒与热的层次,需要指出的是,在此的寒和热不是互相进退的关系,可以出现寒重热也重或者寒轻热也轻的情况。

患者疑问 2:如何辨别是湿重还是热重?

专家解答:溃疡性结肠炎本虚标实,标实是湿热,大多数患者多存在或轻或重的湿热邪气,临床上需要分清湿与热的轻重进行治疗,一般可从大便的性质上来分辨湿热。湿邪为主表现为下利稀薄,带有白冻,甚至滑脱不禁;热为主表现为下利赤白,赤多脓少,里急后重,肛门灼热。有时也可用大便常规进行初步的判断,大便常规检查中白细胞多者,可认为湿重;大便常规中红细胞多者,可认为热重;若两者均高,可认为湿热均重。

可不可以吃西洋参、阿胶一类的补药?

病例简介:李某,女,43 岁,溃疡性结肠炎病史 5 年,1 年前患者在笔者门诊开始中药治疗,现病情处于缓解期,目前坚持口服中药防止复发。

患者:医生,请问一下我能不能自己吃西洋参、阿胶进补一下?

医生:不建议你自行服用。是药三分毒,药物都是有偏性的,不要随意自己进补。

患者疑问:可不可以吃西洋参、阿胶一类的补药?

专家解答:不建议自行服用西洋参、阿胶之类的补药。药物都是有一定的偏性,补药也是如此。误吃或吃错了补药,对身体有害无益。另外,溃疡性结肠炎属于比较复杂的疾病,多属于寒热错杂,虚实错杂,中医辨证分型类型很多,并且随着病情的变化,中医证型也会发生变化,所以不建议滥用补药。如果自己感觉体力很弱,可咨询医生,在医生的指导下再决定是否需要服用补药。

中药治疗后没有症状了是否就是病情处在缓解期了? 中医治疗溃疡性结肠炎的观点是什么?

病例简介:张某,男,32 岁,溃疡性结肠炎病史 1 年,1 个月前患者在笔者门诊开始中药治疗后症状明显好转,大便 1 次 / 天,成形,无黏液脓血,现前来复诊。

患者:医生,我现在感觉一切正常,大便也正常,是不是可以不用服药了?

医生:不行,药物还是要服用的,还需要复查肠镜。自己感觉症状消失了不能代表肠道的病灶已经好了。

患者:那如果做肠镜检查没问题就可以不用服药了吧,一般不是说中药治本、西药治标嘛。

医生:不是的,根据我的临床观察,即使是服用中药把症状控制住了,如果停药,还是会复发的。

患者疑问1:中药治疗后没有症状了是否就是病情处在缓解期了?

专家解答:不能这样认为,目前临床上判定溃疡性结肠炎处于缓解期不仅要求临床症状缓解,还必须复查电子结肠镜见肠黏膜大致正常,或无活动性炎症。

患者疑问2:中医治疗溃疡性结肠炎的观点是什么?

专家解答:中医不仅在治疗溃疡性结肠炎活动期具有一定的疗效,在维持缓解上也已具有一定的优势,但需指出的是,中医治疗不能脱离西医的检查和治疗经验,不能盲目排斥西医,对于病情严重的患者,需中西医联合治疗。

溃疡性结肠炎患者需要用云南白药止血吗?
云南白药如何用?有哪些注意事项?
锡类散如何用?有哪些注意事项?

病例简介:胡某,女,45岁,溃疡性结肠炎病史3年,半个月前病情复发来笔者门诊就诊,此次前来复诊。现大便3~4次/天,伴有出血,量偏多,少量黏液。

患者:医生,我现在大便带脓血挺多,鲜红色的,没有血块。我听说云南白药止血效果很好,我能不能用点?

医生:可以,但是建议灌肠时使用,不要口服。

患者:嗯,单用云南白药灌肠吗?

医生:配上锡类散,2个药一块儿使用。

患者疑问1:溃疡性结肠炎患者需要用云南白药止血吗?

专家解答:云南白药对于多种出血性疾病都有明显的疗效,可以加速止血、缩短病程。有研究表明,这方面的药理作用主要是缩短出血时间和凝血时间,云南白药能使凝血酶原时间缩短,增加凝血酶原含量,并能诱导血小板的聚集和释放。溃疡性结肠炎患者大便带血一般不需要使用云南白药灌肠,但是如果出血量大,可以使用云南白药灌肠。

患者疑问 2：云南白药如何用？有哪些注意事项？

专家解答：不建议口服，建议外用，加入灌肠液中使用。如果使用后血止住了，就不需再使用。

患者疑问 3：锡类散如何用？有哪些注意事项？

专家解答：锡类散是由西牛黄、冰片、真珠、青黛等药物制成，能消炎，解毒，化腐，生新，目前临床主要用它抗溃疡作用。锡类散常用于溃疡性结肠患者，但多是灌肠使用，而且不能仅依靠它来治疗溃疡性结肠炎，常需联合其他中西药物。

中药能保留灌肠吗？是怎么操作的？

病例简介：宇某，女，35 岁，确诊重度溃疡性结肠炎 5 年余，曾口服激素治疗，症状好转后长期口服美沙拉嗪肠溶片维持，3 个月前自行停药，1 周前劳累后病情复发，现咨询中药保留灌肠相关事宜。

患者：中医也灌肠治疗吗？是用中药还是西药灌肠？

医生：中药也有灌肠疗法，而且历时悠久，汉代的张仲景就有使用猪胆汁和醋灌肠的经验。

患者：我以前在西医院治疗时也灌过肠，中医灌肠和西医灌肠是一样的吗？那具体怎么操作呢？

医生：基本一样，先煮好中药，等到温度与体温接近了，用灌肠器从肛门把药灌进去，可以使药物直接作用在病灶。

患者疑问 1：中药能保留灌肠吗？

专家解答：中药可以保留灌肠。中药保留灌肠是将药液通过肛门注入直肠或结肠内的一种外治法，具有直达病所、局部药物浓度高、减少肠胃刺激、毒副作用小、见效快等优点。早在汉代，张仲景就在《伤寒论》中记载用生土瓜根汁，或猪胆汁配醋灌肠治疗疾病。临床上使用中药灌肠治疗溃疡性结肠炎，特别是直肠乙状结肠和直肠的病变，效果不错。

患者疑问 2：中药保留灌肠是怎么操作的？

专家解答：中药保留灌肠的操作如下：

（1）中药煎煮：加水超过中药药面后先浸泡 40 分钟，然后大火烧开，小火煎 40 分钟，倒入容器中，此为第一和；再加水漫过药面，大火烧开后，小火煎 30 分钟，再将药液倒入同一容器中，为第二和，2 次药液混溶后作为灌肠用药液备用。

（2）物品准备：灌肠器1套，植物油若干，棉签，卫生纸，便盆，准备好的上述灌肠用药液150ml。

（3）灌肠操作：①备齐物品至床前，患者排空大便。②测量药液温度，39~41℃，倒入输液袋内，挂在输液架上或挂衣架上，液面距肛门30~40cm。③取右侧卧位，臀下垫治疗单，暴露肛门，注意保暖。④润滑肛管前端，与输液袋连接，排气后将输液管轻轻插入肛门10~15cm，用胶布固定，松开开关，调节滴速，每分钟60~80滴。⑤待药液滴完时夹紧输液管或灌肠筒的连管，拔出肛管放入盘中。用卫生纸轻揉肛门部。⑥嘱患者15分钟后平卧，再过15分钟后右侧卧位，再过15分钟后抬高臀部，呈胸膝位趴在床上15分钟。

针灸治疗溃疡性结肠炎有效果吗？温针灸治疗溃疡性结肠炎有效果吗？针灸选择哪些穴位治疗溃疡性结肠炎？针灸和中药可以一起用吗？

病例简介：苏某，女，39岁，确诊重度溃疡性结肠炎2年，近3个月来在笔者门诊治疗后病情好转，现大便3~4次/天，不成行，有少量黏液，无脓血。现前来复诊。

患者：医生，我家旁边的社区医院有针灸医生，说针灸能够治疗这个病，不知道我能不能针灸。那哪些穴位比较好，我回去让社区的医生给我做做针灸。

医生：针灸其实包含3种不同的治疗手段，针是针刺，灸是艾灸，还有一种是针灸结合在一起的操作，也就是温针灸。一般来说，实证、热证多用针刺，虚证、寒证多用艾灸和温针灸。

患者：那具体会扎哪些穴位？针灸和中药可以一起用吗？

医生：常用的穴位有中脘、神阙、气海、胃俞、脾俞、肾俞、大肠俞、天枢、长强、足三里、上巨虚、三阴交、太冲、阴陵泉、百会等。可以根据病情选择使用针刺、艾灸或者温针灸，选择不同的穴位。有一点需要告诉你，根据我的临床观察，针灸只能说是配合中药治疗，单独针灸治疗这个病，还是有一定的难度。针灸配合中药，效果不错。

患者疑问1：针灸治疗溃疡性结肠炎有效果吗？温针灸治疗溃疡性结肠炎有效果吗？

专家解答：针灸及温针灸治疗溃疡性结肠炎有一定的效果。针灸的针是针刺,灸是艾灸,温针灸是同时使用针和灸。一般来说,实证、热证多用针刺,虚证、寒证多用艾灸和温针灸。但需要指出的是,不能单独依靠针灸治疗本病。

患者疑问 2:针灸选择哪些穴位治疗溃疡性结肠炎?

专家解答:治疗溃疡性结肠炎常用的穴位有中脘、神阙、气海、胃俞、脾俞、肾俞、大肠俞、天枢、长强、足三里、上巨虚、三阴交、太冲、阴陵泉、百会等。可以根据病情选择使用针刺、艾灸或者温针灸,选择不同的穴位。

患者疑问 3:针灸和中药可以一起用吗?

专家解答:可以,两者都是根源于中医,配合使用得当,能取得良好的效果。

穴位放血疗法治疗溃疡性结肠炎有效果吗? 选择哪些穴位比较恰当?

病例简介:李某,男,29 岁,确诊溃疡性结肠炎半年余,3 个月前来门诊就诊,经治疗后腹泻等症状明显改善,现来复诊。

患者:我听说穴位放血可以治疗很多疾病,我能不能放点血? 这样会不会好得快些? 可以选择哪些穴位进行放血呢?

医生:有的溃疡性结肠炎患者可以使用放血疗法,但是你目前不行。

患者:为什么我不行呢?

医生:放血疗法一般针对的是实证、热证,你目前以脾虚湿蕴为主,放血只会加重病情。

患者疑问 1:穴位放血治疗溃疡性结肠炎有效果吗?

专家解答:穴位放血疗法是用针具刺破或划破人体特定的穴位和一定的部位,放出少量血液,以治疗疾病的一种方法。但需要指出的是,放血疗法治疗实证、热证的溃疡性结肠炎有一定的效果;对于虚性、寒性的溃疡性结肠炎,不要轻易尝试放血疗法。

患者疑问 2:穴位放血疗法选择哪些穴位比较恰当?

专家解答:穴位放血疗法所指的穴位主要是指穴位附近浅表血管,用针具(一般用三棱针)刺破这些浅表血管,放出适量的血液。常用穴位委中、尺泽、足三里、上巨虚、大肠俞等穴位。放血疗法不可自行操作,需要由专业的医生操作。

拔罐能不能治疗溃疡性结肠炎？

病例简介：宋某，男，47岁，确诊溃疡性结肠炎1年余，2个月前来门诊就诊，经治疗后，现大便3~4次/天，成形，有少量黏液和脓血。现前来复诊。

患者：医生，我爱人会拔罐，我能不能配合用一下拔罐治疗？是火罐好还是真空罐好？

医生：可以。两者都可以。

患者疑问：拔罐能不能治疗溃疡性结肠炎？

专家解答：可以。拔罐可以起到辅助治疗的作用，可以在腹部、腰背部和足三里穴等部位拔罐。一般推荐使用真空罐，安全，操作方便。

贴耳穴治疗溃疡性结肠炎有效吗？中药外敷治疗溃疡性结肠炎效果如何？

病例简介：颜某，女，33岁，确诊溃疡性结肠炎1年余，1个月前来门诊就诊，经治疗后，现大便3次/天，不成形，有少量黏液和脓血。现前来复诊。

患者：医生，我肚子痛，有时排便前肚子痛，排便后也肚子痛，我听说贴耳穴可以止痛，我这种情况贴耳有效吗？

医生：可以贴贴耳穴（选择大肠穴、脾穴、肝穴、神门穴）。

患者：真是神奇，贴耳穴后，肚子痛好些了。

医生：这样吧，为了加强止痛的效果，可以加用中药外敷，我给你开点中药，你回去拿醋调一下，敷在肚脐上。

患者疑问1：贴耳穴治疗溃疡性结肠炎有效吗？

专家解答：耳朵，并非是单一的听觉器官，耳廓虽小，却是全身经络汇聚之处。耳穴通过经络连接到体内的各个脏器，身体某个部位一旦发病，病理反应就会循着经络路线迅速传递到相关的耳穴上，在耳穴表面发现异常，如能对这些穴位进行刺激，便会使病邪逐渐退却，症状消失，疾病痊愈。耳穴贴压疗法是使用药物、磁珠等圆形物质贴敷在耳穴上而达到治病目的的一种疗法。贴耳穴对于改善溃疡性结肠炎的一些症状有一定的作用，例如腹痛，其治疗效果尤为不错。但需要指出的是，它仅能作为辅助方法配合治疗，不能作为主要的治疗手段。常用的耳穴有脾、大肠、内分泌、皮质下等。

患者疑问 2：中药外敷治疗溃疡性结肠炎效果如何？

专家解答：中药外敷法是指将中草药切碎、捣烂，或将中药末加赋形剂调匀成糊状，敷于患处或穴位的方法。溃疡性结肠炎的中药外敷部位主要是肚脐，这种外敷法也称作敷脐疗法。肚脐皮下没有脂肪，血管非常丰富，所以药物易于渗透和吸收，特别适合胃肠、肝脏疾病的患者，由于中药敷肚脐不经过肝脏代谢，可减少毒副反应，因此也是一条理想的给药途径。中药外敷肚脐对于溃疡性结肠炎有一定的效果，对腹痛、腹部怕凉等症状有很好的疗效，但和针灸疗法类似，目前主要以辅助方法配合治疗，不能作为主要治疗手段。至于外敷的药物选择，则需要医生根据病情开出不同的药物。

（二）中西医结合治疗

医生治疗溃疡性结肠炎的原则是什么？

病例简介：张某，男，72 岁，溃疡性结肠炎病史 30 年余，服用过美沙拉嗪肠溶片，但服用不规律，病情好转时自行停药，病情加重则再次服药，病情好好坏坏，多次反复。现再次发病，大便 5~6 次 / 天，伴有大量黏液和少量脓血，慕名前来就诊。

医生：你这个病证属于脾肾阳虚证，我给你开附子理中汤合四神丸加减治疗。你要坚持服药，不要随意停药。这个病大部分是可以控制的，你目前处于活动期，需要积极治疗，使疾病好转到缓解期，然后再继续治疗使疾病一直处于缓解期，这是我们医生目前治疗溃疡性结肠炎的原则。

患者疑问：医生治疗溃疡性结肠炎的原则是什么？

专家解答：医生治疗溃疡性结肠炎的原则是诱导并维持临床缓解期以及黏膜愈合，防治并发症，改善患者生活质量。

溃疡性结肠炎预后如何？

病例简介：孙某，男，17 岁，确诊溃疡性结肠炎 1 年余，一直口服美沙拉嗪肠溶片治疗，现欲寻求中医治疗，其母亲前来咨询。

患者母亲：得了这个病以后会怎么样啊？

医生：这个病一般来说是个慢性病，大部分患者会反复发作，一般来说病情一直控制不佳,或者频繁地复发,预后较差,所以需要积极地治疗,使病情处于缓解期。

患者疑问:溃疡性结肠炎预后如何?

专家解答:本病一般呈慢性病程,大部分患者反复发作,轻型及长期缓解者预后良好。急性暴发型、有并发症及年龄 >60 岁者预后不良,但近年由于治疗水平提高,病死率已明显下降。慢性持续活动或反复发作频繁者,预后较差,但如能合理选择手术治疗,亦可望得到恢复。病程漫长者癌变危险性增加,应注意随访。

轻、中、重度溃疡性结肠炎西医如何用药治疗?

病例简介:李某,男,24 岁,确诊溃疡性结肠炎 1 个月,黏液脓血便 6~7 次 / 天,伴有腹痛,情绪紧张,前来就诊。

患者:医生,我能中西医结合治疗吗? 西医是怎么治疗这个病的呢?

医生:可以,我就为你具体说说吧。首先需要判断患者是初发型还是慢性复发型,其次是活动期还是缓解期,如果是活动期,再按轻度、中度、重度进行区分;然后再区分病位是在直肠、左半结肠还是广泛结肠。根据情况辨证应用中西药物。

患者:医生,我有点担心我这病老不好会加重。您能给我讲讲轻度、中度、重度溃疡性结肠炎可以如何用西药治疗呢?

患者疑问:轻、中、重度溃疡性结肠炎西医如何用药治疗?

专家解答:对于轻-中度溃疡性结肠炎的西医治疗,一般根据病变的范围和疾病处于活动期还是缓解期给予不同的治疗方案。

(1)轻-中度远端溃疡性结肠炎活动期的治疗:包括口服氨基水杨酸、局部 5-氨基水杨酸或局部激素治疗,其中局部 5-氨基水杨酸治疗优于其他方法,口服氨基水杨酸与局部氨基水杨酸联合优于其单独使用。对于口服氨基水杨酸治疗无效的患者,局部采用 5-氨基水杨酸治疗仍然有效。对于上述治疗方法均无效的患者,可采用泼尼松 40~60mg/d 治疗。

(2)轻-中度远端溃疡性结肠炎缓解期的维持治疗:局部美沙拉嗪栓剂或灌肠剂 1 次 / 天、口服柳氮磺吡啶(salicylazosulfapyridine,SASP)、美沙拉嗪或巴柳氮对维持缓解期有效。口服和局部美沙拉嗪联合用较单独应用有效,而局部激素治疗无效。

（3）轻-中度广泛性溃疡性结肠炎的治疗：患者可口服柳氮磺吡啶（salicylazosulfapyridine, SASP）4~6g/d 或 5-氨基水杨酸 4.8g/d。对于治疗无效的患者，采用口服激素治疗。如依然无效，可以硫唑嘌呤等免疫抑制剂治疗。

（4）轻-中度广泛性溃疡性结肠炎缓解期的维持治疗：口服柳氮磺吡啶（salicylazosulfapyridine, SASP）、奥沙拉嗪、美沙拉嗪或巴柳氮治疗可有效维持缓解期，原则上不用激素治疗，6-巯嘌呤或硫唑嘌呤可用于上述无效的患者。

对于重度溃疡性结肠炎的治疗，需经静脉用激素治疗，如 7~10 天无效，应采用手术或环孢素治疗；缓解期推荐用 6-巯嘌呤维持治疗。

初次发作的患者如何用药治疗？

病例简介：李某，男，38 岁，腹泻伴有黏液脓血便 1 周，现大便 5~6 次 / 天，曾在其他医院诊断为溃疡性结肠炎，现前来就诊。

患者：我也不知道怎么就得了，好像是吃了点凉东西。在医院查了大便，排除了肠道感染，也做了肠镜检查。我这是刚得这个病，刚得这个病该怎么治疗啊？

患者疑问：初次发作的患者如何用药治疗？

专家解答：对于初次发作的患者治疗用药，与复发的患者无明显差别，但是初次发作的患者在诊断溃疡性结肠炎这一疾病时，需特别注意，必须在排除急性肠道感染、阿米巴肠病、肠道血吸虫病、肠结核、缺血性肠病、克罗恩病后，行电子结肠镜检查并取黏膜活检做病理检查后，才能确诊为溃疡性结肠炎。

病情缓解了还需要用药维持吗？

病例简介：宋某，男，38 岁，溃疡性结肠炎病史 4 年，1 年前复发后在门诊口服中药治疗半年后，症状缓解，病情处于缓解期，现前来复诊。

患者：医生，我现在症状也消失了，能不能不吃药了。

医生：我建议还是继续服用中药。我在临床观察过，停中药一段时间后，这个病会复发。一般建议维持治疗 3~5 年，甚至终身服药，我建议最好不要停药。

患者疑问：病情缓解了还需要用药维持吗？

专家解答：目前西医指南指出溃疡结肠炎缓解期必须使用氨基水杨酸制剂维持治疗，维持治疗的剂量和疗程尚未统一，我国推荐以活动期有效治疗量的半量维持治疗 3~5 年，甚至终身服药，对于单纯直肠型的患者可以在治疗后达到黏膜愈合后停药观察。

溃疡性结肠炎患者怎样做到安全、合理用药？

病例简介：苏某，女，46 岁，溃疡性结肠炎病史 5 年余，于笔者处就诊口服中药治疗 1 个月余，此次复诊，大便 4~5 次 / 天，时有不成形，少量黏液及脓血。

患者：我能不能向你咨询一个问题。你看这个杂志，我看这个上面说有可以治愈溃疡性结肠炎的方法。

医生：你这个是别人发的小广告，目前医学界尚不能根治这个病。

患者：是的，我也是觉得像是骗钱的。医生，你说这个药长期吃会不会对人体有害？我看说明书上说这药有好多副作用。

医生：药物都有一定的偏性和副作用，但是为了治病才服药，而且这个药物对你来说是利大于弊才会给你服用的。至于药物的不良反应，我们需要警惕和监测，并不是每个人服药后都会出现不良反应的。

患者疑问：溃疡性结肠炎患者怎样做到安全、合理用药？

专家解答：安全合理用药就是应该做到：根据病情、患者体质和药物的全面情况适当选择药物，真正做到"对病下药"，同时以适当的方法、适当的剂量、适当的时间准确用药。注意该药物的禁忌、不良反应、相互作用等。并且还要注意尽量少花钱。对于溃疡性结肠炎患者来说，配合医生做到安全、合理用药，要遵循以下几点：①到正规医院就诊，不要病急乱投医，盲目相信小广告；②遵循医嘱，按时、按量服用药物，不可随意更改服药剂量和时间；③了解不良反应，当不良反应出现时及时就诊咨询医生。

1. 5-氨基水杨酸类

为什么刚开始的时候吃美沙拉嗪效果还比较好，本次复发后口服却没有效果？

病例简介：王某，男，35 岁，溃疡性结肠炎病史 4 年余，发病时出现解黏液脓血便 4~5 次 / 天,时有腹痛,里急后重,无发热等症状,肠镜检查提示溃疡性结肠炎(活动期,左半结肠型),口服美沙拉嗪肠溶片 4g/d,症状控制良好。半个月前患者劳累、饮酒后再次出现大便解黏液脓血便,10 余次 / 天,伴有腹痛、里急后重,时有发热,体温在 38.5℃ 左右,复查肠镜提示溃疡性结肠炎(活动期,全结肠型),继续口服美沙拉嗪肠溶片 4g/d,至今无效,遂来就诊。

患者:医生,我刚开始吃的时候效果还挺好的,半个月前劳累、喝酒过后症状又加重了,吃着美沙拉嗪肠溶片也没用。现在大便每天 10 多次,总是感觉拉不干净,黏液脓血都挺多的。经常发烧,最高的时候 38.5℃,不过没什么其他感觉,自己就能降下去。您说我吃美沙拉嗪肠溶片怎么就没效了?

医生:你这次复发是比以前严重了,现在属于重度了,所以单单吃美沙拉嗪肠溶片没效果。

患者疑问:为什么刚开始的时候吃美沙拉嗪效果还比较好,本次复发后口服却没有效果?

专家解答:美沙拉嗪是治疗活动期轻、中度溃疡性结肠炎和维持其缓解的一线用药,该患者病初为病情属于轻度溃疡性结肠炎,所以口服美沙拉嗪可以很好地诱导缓解;本次复发病情属于重度溃疡性结肠炎,所以单单口服美沙拉嗪无效,需要加用其他药物进行治疗。

美沙拉嗪的用量是多少?

病例简介:张某,女,52 岁,黏液脓血便 3 个月余,大便 3~5 次 / 天,无腹痛、无里急后重等症状,肠镜检查提示溃疡性结肠炎(活动期,乙状结肠型),患者未遵医嘱,口服美沙拉嗪肠溶片 2g/d,无效,遂来就诊。

患者:医生,我因为吃的药太多了,所以有些时候就忘了吃,经常每天就吃 2 次,每次 4 片。

医生:药没有吃够量,当然效果不好。

患者:原来如此。医生,请您告诉我应该服用多大的剂量呢?

患者疑问:美沙拉嗪的用量是多少?

专家解答:活动期溃疡性结肠炎患者美沙拉嗪的口服剂量为 1g,3~4 次 / 天,缓解期维持剂量为 0.5g,3~4 次 / 天。患者目前属于病情的活动期,美沙拉嗪应该吃到 3~4g/d 才能诱导疾病的缓解。

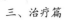

服用美沙拉嗪肠溶片出现副作用能否吃中药代替?

病例简介:赵某,男,34 岁,黏液脓血便 5 个月余,肠镜检查提示溃疡性结肠炎(活动期,直乙状结肠型),口服美沙拉嗪肠溶片 1 个月,4g/d,目前大便 2 次 / 天,有少量黏液,患者服药后出现严重恶心呕吐,遂来就诊。

患者:现在大便挺好的,每天 2 次,偶尔有点黏液,也没有血。但是医生,我吃这个药一直就有恶心呕吐,能不能不吃这个药了啊? 能不能让我只吃中药试试?

医生:这个药的副作用就是可能会出现恶心呕吐,你现在病情控制得挺好的,要是能够忍受的话,我还是建议你继续坚持吃这个药,如果实在副作用比较明显,那就暂时先不吃这个药,我们只吃中药试试。

患者疑问:服用美沙拉嗪肠溶片出现副作用能否吃中药代替?

专家解答:服用美沙拉嗪肠溶片可能会出现恶心、呕吐等副作用,如果患者病情控制得比较好,副作用症状轻微,能够耐受的情况下建议患者按疗程继续服用该药。若副作用明显,患者不能耐受可以根据中医的辨证论治,单纯吃中药,诱导和维持溃疡性结肠炎的缓解。

美沙拉嗪什么时候能减量?

病例简介:李某,女,28 岁,黏液脓血便 1 个月余,大便 4 次 / 天,无腹痛、无里急后重等症状。肠镜检查提示溃疡性结肠炎(活动期,左半结肠型),口服美沙拉嗪缓释剂 4g/d,症状控制良好,2 周后自行减量为 2g/d,症状再次加重,遂来就诊。

医生:最近大便怎么样?

患者:前一段时间症状控制得挺好的,所以我就自己把用量减到了每天 2g,结果最近大便次数就又增多了,每天 3~4 次,黏液脓血也比前一段时间增多了。我是不是不应该自己减少药物剂量啊? 我想请教您什么时候才能减量呢?

医生:美沙拉嗪的剂量你还是增加到每天 4g 吧,等症状控制得比较好了,想减量之前咱们先做个肠镜检查看看。

患者疑问:美沙拉嗪什么时候才能减量?

专家解答:患者不能根据症状缓解或消失就自行减药,医生要根据患者的症状缓解或消失的情况,再结合结肠镜下黏膜愈合情况评估病情,看是属于活动期还是缓解期,当病情处于缓解期时,美沙拉嗪才能考虑减量,患者需要医生的评估后方可减量。

服用中药能否将美沙拉嗪逐渐减量?

病例简介:沈某,男,39岁,溃疡性结肠炎病史5年余,长期规律服用美沙拉嗪肠溶片及中药治疗,大便1~2次/天,无黏液脓血,结合肠镜检查,评估患者属于缓解期。1个月前美沙拉嗪肠溶片减量为2g/d,继续口服中药治疗。今前来复诊。

患者:医生,你看我现在也挺好的,我能不能不吃美沙拉嗪肠溶片了,只吃中药试试。

医生:咱们现在还是先吃着美沙拉嗪肠溶片,等下个月做完肠镜检查再看看。

患者1个月后复查肠镜未见明显溃疡、糜烂,停用美沙拉嗪肠溶片,单纯口服中药治疗,半年未见复发。

患者疑问:服用中药能否将美沙拉嗪肠溶片逐渐减量?

专家解答:中药能够较好地诱导和维持溃疡性结肠炎的缓解,因此服用中药能够逐渐将美沙拉嗪肠溶片减量,甚至停用。患者减量前应咨询医生,待医生全面评估病情后再决定是否减量或停用。

美沙拉嗪需要终身服药吗?

病例简介:刘某,男,28岁,溃疡性结肠炎病史2年余,病初大便4~5次/天,有黏液脓血,口服美沙拉嗪肠溶片4g/d,症状控制良好,目前用量为2g/d,大便1次/天,无黏液脓血。

患者:医生,我现在控制得挺好的,那我还需要吃多长时间美沙拉嗪肠溶片?

医生:这个病就和高血压、糖尿病一样是不能治愈的,需要长期吃药,现在国际上推荐说需要吃3~5年。

患者疑问:美沙拉嗪需要终身服药吗?

专家解答:溃疡性结肠炎是一种极易复发的疾病,缓解期维持的时间越长,复发的风险则越低,因此美沙拉嗪需要长期服药,指南推荐服药3~5年,甚至需要终身服药。

什么时候需要用美沙拉嗪灌肠液或美沙拉嗪栓?

病例简介:史某,女,35岁,溃疡性结肠炎病史2个月余,电子结肠镜检查提示溃疡性结肠炎(活动期,左半结肠型),大便4~5次/天,黏液脓血较多,有轻微里急后重感,无腹痛、发热等症状,口服美沙拉嗪肠溶片4g/d,效果不佳,随来就诊。

患者:大便有黏液,就像脓一样,还有血,每天要拉4~5次。每次排完总是感觉没排干净。肚子不疼。

医生:最近做过肠镜检查了吗?

患者:做了,这是结果[肠镜检查提示溃疡性结肠炎(活动期,左半结肠型)]。以前那个医生给开了美沙拉嗪肠溶片,但是效果不怎么好。美沙拉嗪肠溶片每天吃4次,每次4片。

医生:口服的美沙拉嗪肠溶片你还是这么吃,因为你的病变在左半结肠,我再给开一个美沙拉嗪的灌肠液试一试。

患者疑问:什么时候需要用美沙拉嗪灌肠液或美沙拉嗪栓?

专家解答:对病变局限在直肠或直肠乙状结肠者,强调局部用药(病变局限在直肠用栓剂,局限在直肠乙状结肠用灌肠剂),口服与局部用药联合应用疗效最佳。对病变广泛者口服与局部用药联合应用也可提高疗。局部用药有美沙拉嗪栓剂0.5~1g,1~2次/天;美沙拉嗪灌肠剂2~4g,1~2次/天。

艾迪莎和颇得斯安在哪里释放? 原理是什么?

病例简介:左某,女,55岁,溃疡性结肠炎病史10年余,病情平稳,近期劳累生气后病情加重,发病时出现大便解黏液脓血便4~5次/天,时有腹痛,里急后重,无发热等症状,近期电子结肠镜检查提示溃疡性结肠炎(活动期,广泛结肠型),口服颇得斯安,症状控制不理想,要求调整药物,遂来就诊。

患者:我是老病号了,患溃疡性结肠炎这么多年,一直服用颇得斯安,病情控制得还可以,最近加重了。现在大便每天4~5多次,黏液脓血都挺多的。肚子经常疼,隐隐约约地疼痛,还有大便拉不尽的感觉。这是 1 年前的电子结肠镜检查报告[溃疡性结肠炎(左半结肠型)],这是最近复查的,这是报告[电子结肠镜检查提示溃疡性结肠炎(活动期,广泛结肠型)],好像比以前病变范围更广了。

医生:是的,你这次复发是比以前范围更广了,是广泛结肠型了,你现在吃的颇得斯安作用范围广,包括小肠和结肠病变,多用于克罗恩病的治疗,建议你改成艾迪莎试试。

患者疑问:艾迪莎和颇得斯安在哪里释放?原理是什么?

专家解答:艾迪莎是法国进口的美沙拉嗪缓释颗粒,主要释放部位在回肠末端和结肠。其原理是通过一种称作"聚丙烯酯树脂"的特殊包膜使美沙拉嗪得到"保护",这种包膜的溶解受 pH 的控制,在进入小肠后(pH>5.5)开始溶解,待进入空肠和结肠处(pH>7.0)进一步溶解,释放出有效物质。颇得斯安是由乙基纤维素制成包被的美沙拉嗪控释微小胶囊。简单地说,就是其有效成分的释放量随着时间的推移和肠道 pH 的升高而增加。与艾迪莎不同,颇得斯安释放的范围更为广泛,在小肠和结肠中均能达到有效的治疗浓度。对于病变部位局限于结肠的患者来说,可选用艾迪莎;而对于广泛性小肠和广泛性结肠病变的患者来说,尤其是克罗恩病,颇得斯安可能更有效。

美沙拉嗪栓有哪些特点？适合哪些患者？

病例简介:贺某,男,45 岁,溃疡性结肠炎病史 1 年余,黏液脓血便 3~4 次 / 天,腹痛不明显,里急后重,无发热等症状,电子结肠镜检查提示溃疡性结直肠炎,活动期,口服美沙拉嗪肠溶片 4g/d,症状控制一般。半个月前患者劳累后,里急后重症状明显加重,排便次数 10 余次 / 天,继续口服美沙拉嗪肠溶片 4g/d,效果不佳,遂来就诊。

患者:医生,饮食不注意造成大便拉不尽的感觉加重了,吃了好多美沙拉嗪肠溶片,效果也没明显缓解,每天总是想上厕所,上厕所每次拉得不多,总是拉不尽,感觉生活质量明显下降了,请你帮忙想个办法啊。这是电子结肠镜检查报告[溃疡性结直肠炎(活动期)],好像比以前严重了。

医生:你这次加重了,口服药物效果不一定明显,你现在拉不尽的症状明显,主要原因是存在直肠炎症,单单吃美沙拉嗪肠溶片效果不理想,建议你加用美沙拉嗪栓吧。

患者疑问:美沙拉嗪栓有哪些特点？适合哪些患者？

专家解答:本品主要成分及其化学名为 5-氨基水杨酸。本品灌肠于大肠内或肛塞后于直肠内溶解吸收。美沙拉嗪在肠壁和肝脏主要经乙酰化代谢，消除半衰期为 0.5~2 小时，血浆蛋白结合率 43%，其乙酰化产物消除半衰期可达 10 小时，血浆蛋白结合率为 75%~83%。本品对肾无直接刺激，经肾排泄很少，主要通过大肠排泄。适合于溃疡性直肠炎患者，对累及其他结肠的溃疡性结肠炎患者可同时口服美沙拉嗪肠溶片剂。

美沙拉嗪栓使用时应注意什么？

病例简介:介某，男，23 岁，瘦高个大学生，溃疡性结肠炎病史 1 年余，大便解黏液脓血便 10 余次 / 天，时有腹痛，里急后重，无发热等其他症状，电子结肠镜检查提示溃疡性结直肠炎（活动期），口服美沙拉嗪肠溶片 4g/d，症状控制良好。1 周前患者劳累后再次解黏液脓血便，4~5 余次 / 天，里急后重症状明显，复查电子结肠镜提示溃疡性结直肠炎（活动期），遂来就诊。

患者:这是我刚查的肠镜，这是肠镜检查报告 [溃疡性结直肠炎（活动期）]，你给我加用一个美沙拉嗪栓，美沙拉嗪栓我以前没有用过，我用的话应该注意点什么啊？

医生:注意用药前温水清洗肛门，不要在塞肛门的时候太生硬，造成肛门损伤，开始用美沙拉嗪栓的时候可能会有拉不尽的感觉加重。

患者疑问:美沙拉嗪栓使用时应注意什么？

专家解答:肝、肾功能不全者慎用。对水杨酸类药物及本品的赋形剂过敏者、2 岁以下儿童禁用。怀孕及哺乳的患者应遵医嘱使用。不良反应少见，有时有排便感。如有其他不良反应，尽快与医生联系。

美沙拉嗪灌肠液有哪些不良反应？使用时应注意什么？

病例简介:何某，女，35 岁，溃疡性结肠炎病史 5 年余，发病时大便解黏液脓血便 10 次 / 天，时有腹痛，里急后重，无其他症状，电子结肠镜检查提示溃疡性结肠炎（活动期，左半结肠型），口服美沙拉嗪肠溶片 4g/d，症状控制良好。6 个月前无诱因再次出现黏液脓血便，10 余次 / 天，伴有腹痛、里急后重，无发热等其他症状，复查电子结肠镜提示溃疡性结肠炎（活动期，左半结肠型），糜烂充血较前加重,继续口服美沙拉嗪肠溶片 4g/d,美沙拉嗪栓纳肛,1g,1 次 / 天,效果不佳,遂来就诊。

医生:你这次复发是比以前严重了,糜烂允血比较明显,左半结肠型,建议你用一下美沙拉嗪灌肠液吧,加强局部效果,就是价格贵一点。

患者:效果好最重要,能有效果,对我的病情好,那就试试吧。这个药有什么不良反应吗? 使用时应注意什么?

患者疑问:美沙拉嗪灌肠液有哪些不良反应? 使用时应注意什么?

专家解答:①不良反应偶见胃肠不适,包括恶心、呕吐、腹泻。②对水杨酸类或其代谢物过敏者、幼儿禁用。肝、肾功能障碍以及哮喘患者慎用。哺乳妇女服药期间需停止哺乳。③慎与下列药物合用:抗凝血药、糖皮质激素、磺脲类药物、甲氨蝶呤、丙磺舒和苯磺唑酮(sulfinpyrazone)、螺内酯和呋塞米、利福平。

美沙拉嗪的副作用有哪些?

病例简介:孙某,女,40 岁,溃疡性结肠炎病史 3 年余,长期规律服用美沙拉嗪肠溶片 4g/d,目前症状控制良好,处于缓解期,3 个月前美沙拉嗪肠溶片用量调整为 2g/d,大便 1 次 / 天,无黏液脓血。

医生:溃疡性结肠炎这个病需要长期吃药,现在国际上推荐需要吃 3~5 年。

患者:医生,这个药要吃这么久,有没有什么副作用啊?

医生:美沙拉嗪肠溶片的副作用比较少,也比较轻,有可能引起轻微胃部不适,偶有恶心、头痛、头晕等症状,对肝肾功能的影响也比较小,只要定期复查肝肾功能就行。

患者疑问:美沙拉嗪的副作用有哪些?

专家解答:美沙拉嗪的副作用比较轻,发生率也较低,多表现为胃部不适、恶心、呕吐、头晕、头痛,有些患者会出现荨麻疹过敏反应,一般停药后症状可消失。对肝肾功能、血液系统的影响比较罕见,但服药过程应监测血常规及肝肾功能。

中医药能否减少美沙拉嗪的副作用?

病例简介:施某,女,34 岁,溃疡性结肠炎病史 3 个月余,病初大便 4~5 次 / 天,有中等量黏液脓血,小腹部疼痛,口服美沙拉嗪肠溶片 4g/d 治疗 1 个月,大便次数减少，但患者服药期间出现恶心呕吐，遂来就诊。

患者：医生，我吃这个美沙拉嗪肠溶片总是恶心，有些时候吃完过后还吐，所以想请你给我开点中药。

医生：哦，那我给你开几副中药控制一下恶心，美沙拉嗪肠溶片你接着吃。

患者口服中药 2 周后复诊已无明显恶心呕吐，大便次数 1~2 次 / 天，仅有少量黏液，无脓血，腹痛明显减轻。

患者疑问：中医药能否减少美沙拉嗪的副作用？

专家解答：中医药根据患者症状、舌脉表现辨证论治，能够较好地减少美沙拉嗪的副作用。若出现副作用，症状不重，可加用中药减轻症状，无需停药；若症状较重，不能耐受，应先停药，再口服中药治疗。

柳氮磺吡啶与美沙拉嗪的剂量如何兑换？

病例简介：陆某，男，24 岁，黏液脓血便 4 个月余，大便 3~4 次 / 天，伴有腹痛，里急后重感，电子结肠镜检查提示溃疡性结肠炎（活动期，直乙状结肠型），规律服用柳氮磺吡啶 6g/d，1 个月余，效果不明显。

医生：你现在应用柳氮磺吡啶控制得不好，我建议你换美沙拉嗪肠溶片试试？

患者：好的，我也想换，但是不知道吃多大的剂量。

医生：你现在还处于活动期，就吃 4g/d，我们看看效果。

患者疑问：柳氮磺吡啶与美沙拉嗪的剂量如何兑换？

专家解答：由于口服柳氮磺吡啶后，其有效成分 5-氨基水杨酸大部分在小肠近段被吸收，结肠药物浓度低，因此其有效率不能得到保证。目前口服柳氮磺吡啶效果不佳者可考虑换用美沙拉嗪。基于 5-氨基水杨酸分子含量计算，柳氮磺吡啶 1g 相当于美沙拉嗪 0.4g。该患者处于疾病活动期，因此可口服美沙拉嗪 4g/d，尽快诱导病情的缓解。

柳氮磺吡啶为何可以治疗溃疡性结肠炎？适合哪些患者？

病例简介：赵某，男，45 岁，溃疡性结肠炎病史 1 年余，发病时出现大便解黏液脓血便 4~5 次 / 天，时有腹痛，里急后重，无发热等症状，电子结肠镜检查提示溃疡性结肠炎（活动期，左半结肠型），既往未规律应用药物治疗，发作时自行服用黄连素、整肠生等药物控制症状,现患者症状控制不理想,遂来就诊。

医生:建议你用一些专门治疗溃疡性结肠炎的药物系统治疗。

患者:我现在属于无业人员,其他病友推荐的一个便宜的药物,叫柳氮磺吡啶,说明书标着能治疗溃疡性结肠炎,我自己琢磨着也不敢随便用药啊,这个药为什么能治疗溃疡性结肠炎?适合我吗?

患者疑问:柳氮磺吡啶为何可以治疗溃疡性结肠炎?适合哪些患者?

专家解答:①柳氮磺吡啶口服后可肠内分解成磺胺吡啶和 5-氨基水杨酸,后者是起作用的主要成分,它对肠壁具有特殊的亲和作用,并抑制前列腺素 E 合成,从而达到抑制炎症反应和腹泻的作用。②柳氮磺吡啶片剂适合于活动期溃疡性结肠炎患者的治疗和缓解期的维持治疗,及克罗恩病累及结肠病变(小肠克罗恩病疗效差)患者的治疗。

柳氮磺吡啶片剂怎样服用?服用多长时间?

病例简介:赵某,男,45 岁,溃疡性结肠炎病史 1 年余,发病时出现大便解黏液脓血便 4~5 次 / 天,时有腹痛,里急后重,无发热等症状,电子结肠镜检查提示溃疡性结肠炎(活动期,左半结肠型),既往未规律应用药物治疗,发作时自行服用黄连素、整肠生等药物控制症状,后经病友介绍,打算服用柳氮磺吡啶治疗,但是对如何应用本药心怀疑虑,遂来就诊。

患者:医生,病友介绍我应用柳氮磺吡啶这个药,他也是溃疡性结肠炎,现在他介绍我吃这个药一次 4 粒,一天 2 次,我是不是也按照这个药量吃就可以?

医生:量不是一定的,是根据你的病情确定的,不能别人吃多少你也吃多少。你现在是溃疡性结肠炎活动期,一次 1g,也就是 4 片,一天 4 次为宜。

患者:吃这么多药片啊!这需要服用多长时间呢?

患者疑问:柳氮磺吡啶片剂怎样服用?服用多长时间?

专家解答:①口服。成人常用量:初剂量为一日 2~3g,分 3~4 次口服,无明显不适时,可渐增至一日 4~6g。待溃疡性结肠炎症状缓解后逐渐减量至维持量,一日 1~2g。小儿常用量:初剂量为一日 40~60mg/kg,分 3~6 次口服,病情缓解改为维持量一日 30mg/kg,分 3~4 次口服。②用药时间,活动期用药约 8 周,达到完全缓解后要长期用药维持治疗(至少 2 年),由于该药不良反应多,要特别注意长期用药的不良反应。

对磺胺类药物过敏的患者可以使用哪些药物？
哪些患者适合用灌肠治疗？

病例简介：李某，男，27 岁，3 个月前出现腹痛、腹泻，伴有黏液脓血，1 周前来行结电子结肠镜检查并完善病理检查明确诊断为"溃疡性结肠炎"，现来笔者门诊就诊。

患者：我是磺胺类药物过敏的人，我可以选择哪些药物治疗呢？我能不能不灌肠？灌肠会不会比较痛苦？

医生：除了磺胺类药物，还有很多药物能治疗溃疡性结肠炎，另外你是左半结肠病变，灌肠治疗会加快好转的，而且灌肠也不是你想象中的那么可怕，你试试。

患者疑问 1：对磺胺类药物过敏的患者可以使用哪些治疗溃疡性结肠炎的药物？

专家解答：对磺胺类药物过敏的患者不能使用柳氮磺吡啶肠溶片和柳氮磺吡啶栓，但其他的药物可以使用，有美沙拉嗪肠溶片、美沙拉嗪缓释颗粒、醋酸泼尼松片、巯唑嘌呤片、甲氨蝶呤片、美沙拉嗪栓、美沙拉嗪灌肠液等。

患者疑问 2：哪些患者适合用灌肠治疗？

专家解答：对于溃疡性直肠炎或者远端病变（累及乙状结肠），强调局部用药，对于全结肠型溃疡性结肠炎，则推荐口服联合局部用药。

服用柳氮磺吡啶片要多喝水吗？

病例简介：张某，男，35 岁，确诊溃疡性结肠炎 2 年余，长期应用柳氮磺吡啶片口服治疗，病情相对平稳，3 天前患者常规体检时发现尿中存在结晶，心中充满疑惑，遂来就诊。

患者：几天前化验尿常规发现有结晶尿。是不是与吃药有关系啊？

医生：哦，这样啊，你吃药的同时喝水多吗？

患者：工作太忙，太累，一忙起来就忘了喝水了，喝得不是太多。

医生：服用柳氮磺吡啶要多喝点水啊，促进尿的排泄，这样尿的结晶就会少很多，要增加喝水的同时再碱化一下尿液。

患者疑问：服用柳氮磺吡啶片要多喝水吗？

专家解答:应用磺胺类药期间须多饮水,以保持高尿流量,从而防止结晶尿的发生,必要时亦可服碱化尿液的药物。如应用本品疗程长、剂量大时,宜同服碳酸氢钠并饮用大量水,以防止不良反应。治疗中至少每周检查尿常规 2~3 次,如发现结晶尿或血尿时需给予碳酸氢钠及饮用大量水,直至结晶尿和血尿消失。失水、休克和老年患者应用本品易致肾损害,应惧用或避免应用柳氮磺吡啶片。

柳氮磺吡啶片治疗中需注意定期做哪些检查?

病例简介:孙某,男,23 岁,确诊溃疡性结肠炎半年余,长期应用中药汤剂联合柳氮磺吡啶片口服治疗,病情相对平稳,现患者存在应用柳氮磺吡啶片的一些疑惑,特来复诊。

患者:我现在病情控制得还算可以,但是我总害怕药物有副作用,我想问问一般吃这个柳氮磺吡啶片,都注意定期复查些什么啊?

患者疑问:柳氮磺吡啶片治疗中需注意定期做哪些检查?

专家解答:①全血象检查,对接受较长疗程的患者尤为重要。②结肠镜检查,观察用药效果及调整剂量。③治疗中定期尿液检查(每 2~3 周查尿常规 1 次),以发现长疗程或高剂量治疗时可能发生的结晶尿。④肝肾功能检查,明确肝肾是否有损伤。

柳氮磺吡啶栓剂适合哪些患者? 如何使用?

病例简介:唐某,男,32 岁,农民,溃疡性直肠炎病史 1 年余,发病时出现大便解黏液脓血便 7~8 次 / 天,时有腹痛,里急后重,无发热等症状,电子结肠镜检查提示溃疡性直肠炎(活动期),因个人原因明确表示拒绝应用美沙拉嗪,遂来就诊。

医生:你是溃疡性直肠炎,应以局部用药为主,结合你经济、购药方便等实际情况,建议你应用柳氮磺吡啶栓塞肛。

患者疑问:柳氮磺吡啶栓剂适合哪些患者? 如何使用?

专家解答:①主要用于病变局限在直肠的直肠炎患者,或者合并直肠病变的患者,在口服药物的同时加用栓剂。②重度患者每日早、中、晚排便后各用栓剂 1 粒,轻中度患者早、晚排便后各用栓剂 1 粒,症状明显改善后,改用维持量,每晚或隔日晚用栓剂 1 粒,晚间给药时间最好在睡前。

柳氮磺吡啶的副作用有哪些?

病例简介: 陈某,男,25 岁,黏液脓血便 2 个月,电子结肠镜检查提示溃疡性结肠炎(活动期,左半结肠型),口服柳氮磺吡啶肠溶片 4g/d,目前大便 1~2 次 / 天,偶有少量黏液脓血,患者服药后恶心,担心该药副作用。

患者: 医生,我看了柳氮磺吡啶的说明书,说这种药的副作用挺多的,我能不能换一种药啊?

医生: 你现在溃疡性结肠炎控制得还可以,没有必要换药,我给你开点中药来控制一下这些症状就行,柳氮磺吡啶还这么吃,查一下血常规和肝肾功能就行。实在不行咱们再换药。

患者疑问: 柳氮磺吡啶的副作用有哪些?

专家解答: 柳氮磺吡啶的不良反应较多:①过敏反应较为常见:可表现为药疹,严重者可发生渗出性多形红斑、剥脱性皮炎和大疱表皮松解萎缩性皮炎等;也有表现为光敏反应、药物热、关节及肌肉疼痛、发热等血清病样反应。②中性粒细胞减少或缺乏症,血小板减少症及再生障碍性贫血:患者可表现为咽痛,发热,苍白和出血倾向。③溶血性贫血及血红蛋白尿:缺乏葡萄糖-6-磷酸脱氢酶患者使用后易发生,在新生儿和小儿中较成人为多见。④高胆红素血症和新生儿核黄疸:由于可与胆红素竞争蛋白结合部位,致游离胆红素增高,新生儿肝功能不完善,故较易发生高胆红素血症和新生儿黄疸。偶可发生核黄疸。⑤肝脏损害:可发生黄疸,肝功能减退,严重者可发生急性肝坏死。⑥肾脏损害:可发生结晶尿,血尿和管型尿。偶有患者发生间质性肾炎或肾管坏死的严重不良反应。⑦恶心,呕吐,胃纳减退,腹泻,头痛,乏力等。一般症状轻微,不影响继续用药。偶有患者发生艰难梭菌肠炎,此时需停药。⑧甲状腺肿大及功能减退偶有发生。⑨中枢神经系统毒性反应偶可发生,表现为精神紊乱、定向力障碍、幻觉、欣快感或抑郁感。一旦出现需立即停药。⑩罕见有胰腺炎、男性精子减少或不育症。

中医药能否减少柳氮磺吡啶的副作用?

病例简介: 葛某,女,28 岁,溃疡性结肠炎病史 1 年余,长期服用柳氮磺吡啶肠溶片,目前大便 2 次 / 天,偶有黏液,无脓血。患者近日复查血常规提示

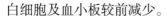

白细胞及血小板较前减少。

患者:医生,最近病控制得挺好的,每天 2 次大便,偶尔会有一点黏液,没有脓血,也没有拉不干净的感觉了。但是这周复查血常规,白细胞和血小板低于正常范围了,这是怎么回事? 能不能开点中药调理一下?

医生:好的,可以试试。

患者口服中药治疗 1 个月后复查血常规恢复正常,此后多次血常规均在正常范围内。

患者疑问:中医药能否减少柳氮磺吡啶的副作用?

专家解答:柳氮磺吡啶的不良反应较多,症状轻微者,无需停药,结合中医药治疗,可以明显改善;症状严重者,应及时停药,再根据中医辨证予以中医药治疗。临床观察发现中医药能够明显减轻柳氮磺吡啶的副作用。

美沙拉嗪对比柳氮磺吡啶的优缺点有哪些?

病例简介:郭某,女,36 岁,溃疡性结肠炎病史半年,长期口服柳氮磺吡啶 4g/d,大便可控制在 1~2 次 / 天,饮食不慎或劳累后病情易反复,目前大便 3~4 次 / 天,有少量黏液,无脓血,要求换用美沙拉嗪肠溶片。

患者:我吃了柳氮磺吡啶 3 个月,刚开始的时候效果还是挺好的,但是稍微吃得不注意了或者累着了就会反复。看我可不可以把药换成美沙拉嗪肠溶片试试?

医生:你吃柳氮磺吡啶有什么不舒服吗?

患者:也没什么不舒服,就是听病友说这个药效果比较好,所以想换一下试试。

患者疑问:美沙拉嗪对比柳氮磺吡啶的优缺点有哪些?

专家解答:口服柳氮磺吡啶后,其吸收部分在肠道内微生物作用下分解成有效成分 5-氨基水杨酸和载体磺胺吡啶,有效成分 5-氨基水杨酸大部分在小肠近段被吸收,结肠药物浓度低,因此其有效率不能得到保证;而磺胺吡啶的吸收则会引起众多不良反应。而美沙拉嗪肠溶片及缓释颗粒可以在结肠缓慢、持续释放 5-氨基水杨酸,局部药物浓度高,疗效稳定。临床研究显示美沙拉嗪的有效率及安全性均优于柳氮磺吡啶。但是美沙拉嗪的价格比柳氮磺吡啶高,而溃疡性结肠炎患者一般需长期服药,因此患者服用美沙拉嗪的经济负担明显高于柳氮磺吡啶。

中医药对比美沙拉嗪与柳氮磺吡啶的优缺点有哪些？

病例简介：王某,女,51 岁,溃疡性结肠炎病史 10 余年,先后口服柳氮磺吡啶及美沙拉嗪肠溶片治疗,目前美沙拉嗪肠溶片用量为 4g/d,大便 3~4 次 / 天,时有黏液脓血,患者长期口服西药治疗,病情反反复复,遂要求中药治疗。

患者：医生,我得了溃疡性结肠炎,已经 10 多年了。最近一次电子结肠镜检查是上个月才做的,这是报告。用过很多药了,最开始的时候用的是柳氮磺吡啶,后面又换成了美沙拉嗪肠溶片,还用过美沙拉嗪灌肠液灌肠,现在就只吃美沙拉嗪肠溶片。老是反反复复,这几天大便又每天 3~4 次,也有点黏液。医生,西药实在是吃太长时间了,中医药对比美沙拉嗪与柳氮磺吡啶有什么优点？我能不能只吃中药啊？

患者疑问：中医药对比美沙拉嗪与柳氮磺吡啶的优缺点有哪些？

专家解答：美沙拉嗪与柳氮磺吡啶的起效快,临床疗效确切,但是均有一定的副作用,需长期服药,部分患者不能耐受。而中医药根据辨证论治综合治疗,对于活动期溃疡性结肠炎的起效时间较美沙拉嗪等西药相对较慢,临床疗效与之相当,且能够长期维持缓解,减少复发,副作用较少,在治疗该病的同时能够兼顾患者的一些其他不适症状,能够更好地提高患者的生活质量。

巴柳氮钠为何可以治疗溃疡性结肠炎？

病例简介：秦某,女,55 岁,农民,溃疡性结肠炎病史 4 年余,发病时出现大便解黏液脓血 4~5 次 / 天,时有腹痛,里急后重,无发热等症状,电子结肠镜检查提示溃疡性结肠炎(活动期,左半结肠型),为求系统治疗,遂来就诊。

医生：建议你用一些中西医药物系统治疗。

患者：我也想系统治疗,但是因为经济条件和生活条件限制,加上很多药物我们当地没有卖,很难坚持吃。我在来你这里看病之前,在我们当地医院开了一种巴柳氮钠的药物,不知道这个药治不治溃疡性结肠炎呢。

医生：这个药是能治疗溃疡性结肠炎的。结合你的实际情况建议你可以吃这个药物的。

患者疑问：巴柳氮钠为何可以治疗溃疡性结肠炎？

专家解答：巴柳氮钠是一种 5-氨基水杨酸前体药物,口服后以原型到达结肠,在结肠细菌的作用下释放出 5-氨基水杨酸(有效成分)和 4-氨基苯甲酰-β-丙氨酸。5-氨基水杨酸通过阻断结肠中花生四烯酸代谢产物的生成而发挥其减轻炎症的作用。

巴柳氮钠有哪些不良反应？使用时应注意什么？

病例简介:秦某,女,55 岁,农民,溃疡性结肠炎病史 4 年余,发病时出现大便解黏液脓血便 4~5 次 / 天,时有腹痛,里急后重,无发热等症状,电子结肠镜检查提示溃疡性结肠炎(活动期,左半结肠型),为求系统治疗,曾结合其实际情况予以巴柳氮钠口服治疗,症状有所缓解,遂来复诊。

医生:现在吃了多长时间药了？

患者:半个多月了。

医生:哦,那应该复查一下肾功能了,看看有没有副作用,尤其你这么大年龄了。

患者:原来这样啊,那么巴柳氮钠有哪些副作用啊？使用时应注意什么？

患者疑问:巴柳氮钠有哪些不良反应？使用时应注意什么？

专家解答:①常见不良反应包括腹痛、腹泻;偶见消化系统不良反应有:食欲不佳、便秘、消化不良、腹胀、口干、黄疸;呼吸系统不良反应有咳嗽、咽炎、鼻炎;其他少见不良反应有关节病、肌痛、疲乏、失眠、泌尿系感染。②患有幽门狭窄的患者不要口服巴柳氮钠。③已知肾功能障碍或有肾病史的患者应注意使用。应定期监测患者的肾功能(如血清肌酐),特别是在治疗初期。如患者在治疗期间出现肾功能障碍,应怀疑本品与 5-氨基水杨酸引起的中毒性肾损害。④对水杨酸、巴柳氮钠片中任何成分或对巴柳氮钠代谢物过敏的患者禁用。怀孕及哺乳的患者慎用巴柳氮钠片,只有当医生判定其益处大于危险性时可应用。年龄大于 60 岁和小于 2 岁儿童患者用药应慎重,儿童患者应减量。

奥沙拉秦钠胶囊有什么特点？

病例简介:潘某,女,40 岁,溃疡性结肠炎病史 4 年余。4 年前发病时出现大便解黏液脓血 4~5 次 / 天,时有腹痛,里急后重,无发热等症状,电子结肠镜检查提示溃疡性结肠炎(活动期,左半结肠型),口服柳氮磺吡啶 4g/d,症状控制良好。近期患者再次症状有所加重大便次数 2~3 次 / 天,大便潜血弱阳性,复查电子结肠镜提示左半结肠肠黏膜轻度充血,考虑溃疡性结肠炎(左半结肠型),遂来就诊。

患者:我现在大便潜血弱阳性,这是复查肠镜检查结果(提示左半结肠肠黏膜轻度充血,考虑溃疡性结肠炎)。

医生:现在想给你调整一下用药,改一个作用在结肠黏膜效力更强一点的药物,吸收利用度更好的药物奥沙拉秦钠胶囊,怎么样?

患者:可以。我想请教奥沙拉秦钠胶囊这个药有什么特点呢?

患者疑问:奥沙拉秦钠胶囊有什么特点?

专家解答:奥沙拉秦钠胶囊是新型国产 5-氨基水杨酸类药物,它是 5-氨基水杨酸的前体药物,由 2 分子 5-氨基水杨酸以偶氮键相连而成。口服后在结肠前吸收极少(口服剂量的吸收率不到 5%),且不会分解,全身的生物利用度极低,代谢部位主要是结肠,到结肠后,在结肠细菌的作用下偶氮键断裂,分裂为 2 分子的 5-氨基水杨酸,具有与柳氮磺吡啶相同的药效,而无其不良反应,同时克服了其他 5-氨基水杨酸制剂在口服后会被快速吸收,因而不能达到有炎症的局部黏膜的缺点。国内外实验研究和临床应用证明,该药具有结肠浓度高、疗效可靠、耐受性好、长期应用可以减少复发等优点,是一种治疗溃疡性结肠炎的新型药物。

奥沙拉秦钠胶囊适合哪些患者?如何使用?

病例简介:潘某,女,40 岁,溃疡性结肠炎病史 4 年余。4 年前发病时出现大便解黏液脓血便 4~5 次 / 天,时有腹痛,里急后重,无发热等症状,电子结肠镜检查提示溃疡性结肠炎(活动期,左半结肠型),口服柳氮磺吡啶片 4g/d,症状控制良好。近期患者再次症状有所加重大便次数 2~3 次 / 天,大便潜血弱阳性,复查电子结肠镜提示左半结肠肠黏膜轻度充血,考虑溃疡性结肠炎(左半结肠型),医生结合患者情况建议应用奥沙拉秦钠胶囊。

患者:医生,这个药贵吗?

医生:还好了,比进口的美沙拉嗪肠溶片、颗粒剂相对要便宜。

患者:这个药适合哪些患者呢?该如何使用?

患者疑问:奥沙拉秦钠胶囊适合哪些患者?如何使用?

专家解答:①适用于溃疡性结肠炎、克罗恩病及未确定型结肠炎治疗和缓解期长期维持治疗。②服用方法为口服,治疗开始时成人日剂量 1 500mg,饭后分 3 次服,必要时日剂量可增加至 3 000mg;儿童日剂量 20~40mg/kg。维持治疗,成人日剂量 1 000mg,分 2 次服;儿童日剂量 15~30mg/kg。本品应在进餐时伴服。③达到完全缓解后要长期用药维持治疗,才有可能减少复发,目前认为至少用药 2 年以上。

奥沙拉秦钠胶囊的不良反应有哪些？使用时应注意什么？

病例简介:门某,女,50 岁,溃疡性结肠炎病史 1 年余,电子结肠镜检查提示溃疡性结肠炎(活动期,左半结肠型),口服奥沙拉嗪钠胶囊 4g/d,症状控制良好。与其认识的一个病友因服用奥沙拉嗪钠胶囊出现腹泻、皮疹、肝功能异常后住院治疗,患者听说后比较紧张,今日来诊。

患者:前两天,我听说认识的一个病友因服用奥沙拉嗪钠胶囊出现腹泻、皮疹、肝功能异常后住院治疗,我有点害怕,你看还要继续吃吗？你能告诉我这个药的不良反应都有哪些啊？要注意些什么啊？

患者疑问:奥沙拉秦钠胶囊的不良反应有哪些？使用时应注意什么？

专家解答:①软便、腹泻(治疗第 1 周出现,特别是有长期病史或全结肠炎的患者)、腹部疼挛、头痛、失眠、恶心、消化不良、关节痛、皮疹、头晕等。最常见不良反应是腹泻,通常短暂,发生于治疗开始或增加剂量时;减少本品用量或与食物共服,腹泻会得到控制。不完全排除过敏反应,可能发生震颤和腹痛。②禁用于对水杨酸过敏者,肝、肾功能严重不全者及孕妇。育龄妇女最好在停药 3 个月后再怀孕。有胃肠道反应者、哺乳期妇女慎用。老人及儿童如果对水杨酸不过敏,不存在肝、肾功能严重不全情况,可以应用,但要注意检测不良反应。③一旦发现漏服可立即补服,但不要在同一时间用 2 倍剂量。④轻度腹泻可以减少用量或者饭后马上服用,腹泻严重患者需停药,并换用其他药物。⑤如果肝功能正常,可以服用,但要注意检测。肝功能不正常者不要服用。

2. 糖皮质激素

轻度溃疡性结肠炎是否需要激素治疗？

病例简介:何某,男,28 岁,溃疡性结肠炎病史 3 年,长期服用美沙拉嗪肠溶片,病情反复,本次发作,大便 4 次 / 天,时有黏液脓血,自觉美沙拉嗪肠溶片无效,要求激素治疗。

患者:医生,我想问问像我这种情况总是反复,有没有必要用激素啊? 这是上个月查的电子结肠镜检查报告[溃疡性结肠炎(活动期,直乙状结肠型)]。

医生:你现在还属于轻度,病变范围也在直乙状结肠型,暂时没有必要口服激素,我先把灌肠用的美沙拉嗪给你换成激素吧,拿回去每天灌 1 次。

患者疑问:轻度溃疡性结肠炎是否需要激素治疗?

专家解答:《我国炎症性肠病诊断治疗规范的共识意见》指出轻度溃疡性结肠炎首选 5-氨基水杨酸制剂,病变布于远段结肠,5-氨基水杨酸不能诱导疾病缓解者,可酌情应用氢化可的松琥珀酸盐灌肠液 100~200mg,每晚 1 次保留灌肠,有条件者可用布地奈德 2mg 保留灌肠。

中医药能否单独治疗轻度溃疡性结肠炎?

病例简介:孙某,女,45 岁,溃疡性结肠炎病史 8 年,间断口服美沙拉嗪肠溶片治疗,目前大便 2~3 次 / 天,少量黏液脓血,患者要求口服中药治疗。

患者:我长期吃着美沙拉嗪肠溶片,实在是不想吃了,所以想找你给开点中药试试。这是 3 个月前做的肠镜检查报告[溃疡性结肠炎(活动期,直乙状结肠型)]。

医生:行,你现在病情还属于轻度,就先吃我给你开的中药吧。

患者口服中药治疗 2 个月,大便每天 1 次,无黏液脓血,口干口苦减轻,长期于门诊口服中药维持。

患者疑问:中医药能否单独治疗轻度溃疡性结肠炎?

专家解答:临床研究表明:采用中医辨证论治治疗轻度溃疡性结肠炎能够达到与美沙拉嗪相当的疗效,且能长期维持疾病的缓解。

如何应用激素治疗中度溃疡性结肠炎?

病例简介:郑某,女,35 岁,黏液脓血便 4 个月余,电子结肠镜检查提示溃疡性结肠炎(活动期,全结肠型),规律口服美沙拉嗪肠溶片 4g/d,美沙拉嗪灌肠液灌肠治疗 1 个月余,症状未见明显好转,遂来就诊。

患者:医生,您好! 我就是最近 4 个月大便有黏液脓血,去我们那边医院查肠镜说是溃疡性结肠炎,这是肠镜检查报告[溃疡性结肠炎(活动期,全结肠型)],给我开了美沙拉嗪肠溶片口服和灌肠液。我用了 1 个月了,感觉一点效果都没有。口服的美沙拉嗪肠溶片是 1 天 4 次,每次 4 片,每天灌 2 次肠。

医生:结合你的症状,你是中度溃疡性结肠炎,现在控制得不好,我建议你加上激素治疗。开上醋酸泼尼松片,你每天早上吃 8 片,自己不要随便减药。

患者:怎么应用激素治疗我这个病呢?

患者疑问:如何应用激素治疗中度溃疡性结肠炎?

专家解答:对 5-氨基水杨酸制剂治疗反应不佳的中度溃疡性结肠炎患者可按泼尼松 $0.75 \sim 1\text{mg}/(\text{kg} \cdot \text{d})$ 计算给药,常用泼尼松 $30 \sim 40\text{mg/d}$ 口服,症状缓解后逐渐减量。

中医药能否单独治疗中度溃疡性结肠炎?

病例简介:苏某,男,54 岁,溃疡性结肠炎病史 8 年余,长期口服美沙拉嗪肠溶片 4g/d,氢化可的松琥珀酸钠 100mg 灌肠,1 次 / 天,病情时有反复,目前大便 6 次 / 天,有黏液脓血,患者肾功能不全,要求口服中药治疗。

患者:您好!我得了溃疡性结肠炎 8 年了,老是反反复复,听说咱们这边中药治疗效果比较好,所以过来看看。同时我前段时间查出来肌酐比较高,所以不想用这些西药了。大家都说你用中药治疗这个病效果很好,你看我能不能只吃中药啊。

医生:你现在病情还比较重,属于中度了,我给你开点中药试试吧,一个是口服的,每天 2 次,一个是灌肠的,每天晚上灌 1 次。

患者口服中药及中药灌肠治疗,大便次数及黏液脓血逐渐减少,半年后大便每天 1~2 次,偶尔有少量黏液。

患者疑问:中医药能否单独治疗中度溃疡性结肠炎?

专家解答:中医药单独治疗中度溃疡性结肠炎有一定的疗效,在 5-氨基水杨酸制剂或者激素治疗的基础上加用中药能够取得更好的疗效,能更快地诱导疾病缓解,而且口服中药有助于 5-氨基水杨酸制剂或激素的减量,最终可依靠中医药维持疾病的缓解。

可以用激素维持治疗吗?

病例简介:梅某,男,50 岁,溃疡性结肠炎病史 5 年余,电子结肠镜检查提示溃疡性结肠炎(活动期,广泛结肠型),反复应用激素后可缓解,减量至每日20mg则症状加重,病情加重,多家医院考虑为激素依赖性溃疡性结肠炎,为求诊疗今日来诊。

患者:在其他医院每次都应用激素后可缓解,减量至每日20mg则症状加重,病情加重,多家医院考虑为激素依赖性溃疡性结肠炎。

医生:从你的病情病程来说是激素依赖性溃疡性结肠炎。

患者:那我一直吃激素维持治疗不就可以了吗?

医生:激素是不能用来维持治疗的,没有维持治疗效果的。

患者疑问:可以用激素维持治疗吗?

专家解答:糖皮质激素无维持治疗效果。在症状缓解后应逐渐减量,尽可能过渡到氨基水杨酸类药物维持,但在减量过程中应注意以下事项:应用糖皮质激素出现疗效后,应根据病变类型和程度维持一段时间再开始减量,原则上是缓慢、逐渐减量。如病情稳定,7~10天减2.5~5mg,或2~4周减5mg。减至每天20mg以后,减量要缓慢,减到一定量,要用一段时间维持剂量。维持剂量的大小和用药时间的长短,应根据病情和治疗反应因人而定,最小维持量能达到每天10mg以下为理想的剂量。一些反复发作的患者一旦减到小剂量,很容易复发。减量复发时,糖皮质激素的用量要迅速恢复到原来的治疗剂量,如泼尼松减到10mg时出现复发,就要提高到每天20~30mg以上。激素减量过程中,为减少其不良反应并控制复发,可加氨基水杨酸类药物,或加免疫抑制剂硫唑嘌呤、6-巯嘌呤(剂量为每天1~2mg/kg)。在糖皮质激素减到较低剂量时,即可加氨基水杨酸每天1~2g,再继续减糖皮质激素,最后用氨基水杨酸替代糖皮质激素,这种方法减糖皮质激素的速度可以略快些。5-氨基水杨酸制剂较柳氮磺吡啶耐受性好,因此,最好选用氨基水杨酸类药物维持治疗,如加用硫唑嘌呤应注意先期应用情况,有医生主张3个月后再继续减糖皮质激素。

常用的天然及合成的糖皮质激素药物有哪些?

病例简介:平某,男,50岁,溃疡性结肠炎病史5年余,电子结肠镜检查提示溃疡性结肠炎(活动期,广泛结肠型),目前应用糖皮质激素,甲泼尼龙片口服,减量过程中,目前15mg/d,症状明显缓解。

患者:糖皮质激素种类很多啊。

医生:对,目前应用的种类不算少。

患者:那么,糖皮质激素都有哪些呢? 想请你给我介绍一下。

患者疑问:常用的天然及合成的糖皮质激素药物有哪些?

专家解答:短效或中效糖皮质激素有氢化可的松、可的松、泼尼松、泼尼松龙、甲泼尼龙等。中等作用的糖皮质激素有曲安奈德等。长效糖皮质激素有倍他米松、地塞米松等。盐皮质激素有氟氢化可的松、去氧皮质酮等。

糖皮质激素为何有抗炎作用?

病例简介:武某,男,43 岁,溃疡性结肠炎病史 2 年余,电子结肠镜检查提示溃疡性结肠炎(活动期,广泛结肠型),目前应用糖皮质激素治疗,甲泼尼龙片口服,目前用量 40mg/d,症状明显缓解,病情控制尚可。

医生:这说明你对激素是敏感的啊。

患者:你说激素怎么就那么厉害呢? 它是怎么抗炎的呢?

患者疑问:糖皮质激素为何有抗炎作用?

专家解答:糖皮质激素对各种原因引起的炎症(感染性、机械性、化学性、放射性免疫性等)以及炎症的各个阶段,都有明显的非特异性抑制作用。炎症早期促使炎症部位的血管收缩,毛细血管通透性降低,渗出、充血、肿胀减轻;炎症后期,能抑制成纤维细胞增生和肉芽组织形成,减轻炎症部位的粘连瘢痕形成,减少后遗症。产生这些作用的机制,可能与下列因素有关:①稳定溶酶体膜,从而减少其中水解酶类的释放。这样一方面减少了由其产生组织降解,也间接抑制了各种炎性细胞的激活,从而使炎症反应降低。②促进黏多糖合成并抑制其降解酶,保护细胞间基质,因而减轻炎症时出现的毛细血管通透增加的现象。③抑制前列腺素等花生四烯酸代谢产物的生成,糖皮质激素促使细胞产生一类肽,可抑制前列腺素和白三烯类物质的生成,而这两类物质分别与炎症及过敏反应有密切的关系。④通过抑制肉芽组织中 DNA 的合成,糖皮质激素抑制成纤维细胞的增生,减少胶原纤维和细胞间质增生。

糖皮质激素隔日给药法怎么实行?

病例简介:戚某,女,43 岁,溃疡性结肠炎病史 5 年余,电子结肠镜检查提示溃疡性结肠炎(重度活动期,广泛结肠型),目前应用糖皮质激素治疗,泼尼松片口服,目前用量 10mg/d,症状明显缓解,病情控制尚可。现患者为求激素减量来诊。

医生:现在病情怎么样?

患者:所有症状都消失了。大便常规化验结果一直阴性的。我现在吃的是泼尼松片,一天 10mg。

医生:你现在要注意减量的方法,缓慢减量,防止病情加重。现在你可以用激素隔日给药法。

患者:怎么进行隔日给药法?

患者疑问:糖皮质激素隔日给药法怎么实行?

专家解答:隔日给药能更有效地减少不良反应及对下丘脑-垂体-肾上腺功能的抑制。对大多数疾病来说,都应尽可能地减少糖皮质激素的用量,直至完全停药而仍能控制病情。但溃疡性结肠炎,做到这点并非易事。此时减量到隔日给药的益处就非常明显,如何减量? 当然,对于具体的病例,医生会根据患者的具体情况进行调整。治疗开始时,用泼尼松每天 3 次,每次 20mg,口服。2 周后,为每天 60mg,早晨 1 次口服,随后逐渐减量至每天 30mg。如果此时病情仍在渐渐好转,则可以变为隔日给药。但这种变化应慢慢进行,以防在减药后病情恶化,同时须合用氨基水杨酸类药物治疗。为了防止在用药的那天所给的药太少,可以在开始从每日给药转变为隔日给药时,将当时每天的药量加倍,隔日 1 次,与此同时,在应该间隔的仍然给予一定保留剂量的激素,但可逐渐减少。最终转变为单纯的隔日给药。当然,减药的量及速度应随个别病案进行调整,但从 20mg 减为 0 的过程中,一次减量应为 1mg 或 2.5mg。当保留剂量为 0 以后,隔日剂量应保持原有水平 1~2 周,然后再考虑渐渐减量。应该指,隔日给药只适用于短半衰期的糖皮质激素,如泼尼松等,而长半衰期的激素血中浓度持续较高,无法达到隔日给药的预期效果。

糖皮质激素间断冲击疗法怎么实行?

病例简介:贺某,男,50 岁,溃疡性结肠炎病史 10 年余,电子结肠镜检查提示溃疡性结肠炎(重度活动期,广泛结肠型),反复应用糖皮质激素治疗,症状缓解不理想,多家医院考虑为激素抵抗性溃疡性结肠炎,为求诊疗来诊。

患者:我现在应用的激素治疗,泼尼松片口服,治疗效果不好不理想。

医生:应用激素后症状有没有减轻?

患者:没有减轻,病情好像一点变化也没有。大夫说考虑为激素抵抗性溃疡性结肠炎。

医生:嗯,从你目前情况来看考虑激素抵抗性溃疡性结肠炎。

患者:我从病友那里听说有一种激素间断冲击疗法,我想试试。

医生:这种方法现在已经不推荐应用了。

患者疑问:糖皮质激素间断冲击疗法怎么实行?

专家解答:对于已经发生糖皮质激素抵抗的患者,要避免使用大剂量糖皮质激素"冲击疗法"。虽然糖皮质激素在一定剂量范围内有量效关系,即随着糖皮质激素用量增加,抗炎作用增强,但由于糖皮质激素抵抗性患者已经对糖皮质激素产生耐药,加大剂量并不能显著改善临床症状,而药物副作用可能明显增加。只有在非常特殊的情况下权衡利弊后,在专业乃至顶级专家指导下应用。

糖皮质激素会加重胃溃疡吗?

病例简介:王某,男,35 岁,溃疡性结肠炎病史 2 年余,电子结肠镜检查提示溃疡性结肠炎(重度活动期,广泛结肠型),后应用糖皮质激素治疗,溃疡性结肠炎症状较前明显缓解,但是出现上腹部疼痛,进食后加重,黑便,后行胃镜检查提示为胃溃疡 H2 期,现为求诊疗来诊。

患者:溃疡性结肠炎症状好多了,可惜胃吃坏了,胃溃疡了,这是电子胃镜检查结果,你看(胃镜检查:胃多发溃疡,H2 期)。

医生:现在胃还疼吗?

患者:胃偶尔隐隐约约疼痛,现在吃着奥美拉唑肠溶片呢。

医生:查过幽门螺旋杆菌吗?

患者:在吃药前常规体检查了,阴性。

医生:这很可能就是糖皮质激素引起的胃溃疡。

患者:你说激素怎么会加重胃溃疡呢?

患者疑问:糖皮质激素怎么会加重胃溃疡?

专家解答:消化性溃疡是使用糖皮质激素常见的不良反应之一。由于糖皮质激素增加胃酸和胃蛋白分泌,抑制胃黏液分泌,因而减弱了胃黏膜的抵抗力,诱发溃疡。同时,由于它抑制组织的修复能力,可加重已有的溃疡,甚至导致出血和穿孔,故此类患者应慎用糖皮质激素。

糖皮质激素不良反应的防治策略是什么？

病例简介：明某，男，35岁，溃疡性结肠炎病史2年余，电子结肠镜检查提示溃疡性结肠炎（活动期，左半结肠型），某诊所予以含有糖皮质激素的药物口服，已口服7个月，现患者面部痤疮，向心性肥胖，毛发稀疏，现为求系统诊疗来诊。

患者：我主要是吃了我们当地一家诊所的药物，出现现在这些症状，脸上长痘痘，也比以前胖多了，很多老同学见了我都不认识了，你看着头发都这样了。

医生：什么药物？有没有说明书。

患者：就是这种瓶药，没有说明书。但是那家诊所大夫说药里的确有糖皮质激素。

医生：哦，这些不良反应很可能就是糖皮质激素引起的，你这种药不能吃太长时间的，不能作为维持治疗的药物的。要缓慢减量。

患者：怎样才能减少糖皮质激素的不良反应呢？

患者疑问：糖皮质激素不良反应的防治策略是什么？

专家解答：严格适应证，规范用药，尽量短期。首先必须明确为什么要应用糖皮质激素，须考虑下列一些问题：患者的病情严重到了何种程度？如果必须用糖皮质激素，那么预计要用多久？多大剂量可以达到预期疗效？患者是否有禁忌使用糖皮质激素的情况？同时也应该认识到，对不同疾病、不同患者，糖皮质激素的最佳剂量都不是千篇一律的，要根据各病案调整，并且也要随治疗的进展和疾病病情的变化而时时加以调整。一般说来，一次使用糖皮质激素，即使所用的剂量很大，也不至于有什么不良反应。如果没有明显的禁忌证，用药数天也是安全的，但剂量不可过大。长期应用（数周乃至数月）会使不良反应发生的概率增加，甚至发生肾上腺功能不足，直至危及生命。欲长期使用糖皮质激素时，必须选择最小的有效剂量，而剂量确定则是逐步试出来的。

醋酸地塞米松有何特点？如何使用？

病例简介：谢某，女，41岁，溃疡性结肠炎病史4年余，电子结肠镜检查提示溃疡性结肠炎（重度活动期，广泛结肠型）；目前症状明显，当地医院予以地

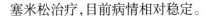

塞米松治疗,目前病情相对稳定。

医生:你现在当地医院怎么治疗的?

患者:用激素治疗的,地塞米松,你说激素那么多,大夫怎么给我用地塞米松呢?醋酸地塞米松有什么不一样啊?

患者疑问:醋酸地塞米松有何特点?如何使用?

专家解答:醋酸地塞米松(氟甲去氢氢化可的松,氟美松)的抗炎作用及控制皮肤过敏的作用比泼尼松更显著。临床应用范围与泼尼松相同。①醋酸地塞米松片每片 0.75mg。剂量依病情而定。②地塞米松醋酸钠注射液每支 1mg(1ml),或每支 2mg(1ml),或每支 5mg(1ml),用于肌内注射或静脉滴注,剂量依病情而定。

醋酸地塞米松注射液适合于什么情况?

病例简介:谢某,女,41 岁,溃疡性结肠炎病史 4 年余,电子结肠镜检查提示溃疡性结肠炎(重度活动期,广泛结肠型);目前症状明显,当地医院予以地塞米松治疗,目前病情相对稳定。

医生:现在应用地塞米松控制得病情还可以啊。

患者:对,控制得还可以,当时我在当地医院看完病就给我用了激素,用了地塞米松,还是打的点滴,你说我该不该用?醋酸地塞米松输液适合于什么情况?

患者疑问:醋酸地塞米松注射液适合于什么情况?

*专家解答:*①静脉应用主要用于重度溃疡性结肠炎短期应用,静脉应用一般不超过 5 天,每天不超过 10mg,病情控制后,静脉用激素逐渐减量、停用,然后改用口服激素治疗,常用泼尼松一天 40mg,症状缓解后逐渐缓慢减量至一天 5~10mg,在激素减量过程中或停药后给予 5-氨基水杨酸类药物维持治疗;静脉滴注 5 天左右无效者,可考虑应用生物治疗或者手术。②保留灌肠:轻度或病变局限于左半结肠的病变,可采用地塞米松(用量一天 5mg)加 0.9% 氯化钠注射液 100ml,保留灌肠,每晚 1 次。症状好转后可改为一周 2~3 次,疗程不宜过长,一般不超过 1 个月。

醋酸泼尼松有何特点?

病例简介:李某,男,54 岁,溃疡性结肠炎病史 4 年余,电子结肠镜检查提示溃疡性结肠炎（重度活动期，广泛结肠型）；当时大便解黏液脓血便10余次/天，时有腹痛，里急后重，便血明显，无发热等症状，目前应用泼尼松治疗。现来咨询。

患者：溃疡性结肠炎病史4年余，肠镜检查提示溃疡性结肠炎，重度活动期，广泛结肠型；目前应用泼尼松治疗的。

医生：重度溃疡性结肠炎可以应用泼尼松进行治疗。

患者：醋酸泼尼松治疗溃疡性结肠炎有效吗？醋酸泼尼松有啥作用啊？

患者疑问：醋酸泼尼松有何特点？

专家解答：醋酸泼尼松具有抗炎及抗过敏作用，能抑制结缔组织的增生，降低毛细管壁和细胞膜的通透性，减少炎性渗出，并能抑制组胺及其他毒性物质的形成与释放。本品还能促进蛋白质分解转变为糖，减少葡萄糖的利用，因而血糖及肝糖原都增加，可出现糖尿，同时增加胃液分泌，增进食欲。当严重中毒性感染时，与大量抗菌药物配合使用，可有良好的降温、抗毒、抗炎、抗休克及促进症状缓解作用，其水钠潴留及排钾作用比可的松小，抗炎及抗敏作用较强，不良反应较少，故比较常用。不良反应和应用注意事项与其他糖皮质激素类似。

醋酸泼尼松片适合哪些患者？

病例简介：赵某，女，43岁，溃疡性结肠炎病史3年余，电子结肠镜检查提示溃疡性结肠炎（重度活动期，广泛结肠型），曾应用美沙拉嗪肠溶片治疗，病情控制不佳。现患者为求系统诊治来诊。

医生：你现在是重度溃疡性结肠炎，根据目前检查结果和你的病史，可以应用激素——醋酸泼尼松片治疗。

患者：是吗，我适合吗？怎么用这个药啊？

患者疑问：醋酸泼尼松片适合哪些患者？

专家解答：①重度溃疡性结肠炎患者诊断明确后应及时处理，给药剂量要足，若患者以前未用过糖皮质激素，可口服泼尼松一天40~60mg，观察7~14天，病情完全控制后逐渐缓慢减量至一天5~10mg，在激素减量过程中或停药后给予5-氨基水杨酸类药物继续维持治疗；如口服泼尼松一天40~60mg应用半个月治疗后症状无缓解，可静脉滴注氢化可的松。②轻、中度活动期患者如果应用氨基水杨酸类药物无效，可用泼尼松一天40~60mg，分3~4次口服，病情控制后逐渐减量至一天 10~15mg,维持一段时间后逐渐停药,为减少停药后的复发,在减量的过程中给以 5-氨基水杨酸类口服;如用糖皮质激素 2~3 周未见效,应考虑改用免疫治疗。

泼尼松龙有哪些剂型?

病例简介:李某,女,59 岁,重度溃疡性结肠炎病史半年余,病情控制不佳,患者老年女性,平时长期存在肝功能异常、糖耐量异常、甲状腺功能减退基础病,曾有医生建议应用醋酸泼尼松片口服治疗,患者谨慎起见,拒绝服用,后经咨询决定应用泼尼松龙片。

医生:你是重度溃疡性结肠炎,广泛结肠型,结合你病情,建议你应用泼尼松龙治疗。

患者:泼尼松龙怎么治疗啊?住院吗?

医生:最好住院治疗。

患者:吃药还是打针呢,还是要打点滴?都有哪几种泼尼松龙啊?

患者疑问:泼尼松龙有哪些剂型?

专家解答:泼尼松龙(氢化泼尼松,强的松龙)与泼尼松的药理作用及应用相同。疗效亦与泼尼松相当,其抗炎作用较强,水盐代谢作用很弱,口服可从胃肠道吸收,生物半衰期约 200 分钟,不适用于原发性肾上腺皮质功能不全症者。常见剂型有:①醋酸泼尼松龙每片 5mg。用法:成人开始 1 天 10~40mg,分 2~3 次服用,维持量 5~10mg。②醋酸泼尼松龙注射液每支 10mg。用法:肌内注射,1 天 10~30mg;静脉滴注 1 次 10~25mg,溶于 5%~10% 葡萄糖溶液 500ml。③混悬液每支 125mg(5ml)。用法:可用于灌肠。

甲泼尼松龙有何特点?

病例简介:石某,男,34 岁,溃疡性结肠炎病史 4 年余,电子结肠镜检查提示溃疡性结肠炎(重度活动期,广泛结肠型);当时大便解黏液脓血便 10 余次 / 天,时有腹痛,里急后重,便血明显,无发热等症状,目前应用甲泼尼松龙治疗。现来咨询。

患者:溃疡性结肠炎病史 4 年多了,肠镜检查提示溃疡性结肠炎,活动期重度,广泛结肠型;目前应用甲泼尼松龙治疗的。

医生:重度溃疡性结肠炎可以应用甲泼尼松龙进行治疗。

患者:我想咨询一下甲泼尼松龙治疗溃疡性结肠炎有啥作用特点啊?

患者疑问:甲泼尼松龙有何特点?

专家解答:甲泼尼龙(甲基氢化泼尼松,甲基去氢化可的松,甲基泼尼松,甲基强的松龙)抗炎作用较强,对钠潴留作用微弱,作用同泼尼松。甲泼尼松醋酸酯混悬剂分解缓慢,作用持久,可供肌内、关节腔内注射。甲泼尼松琥珀酸钠为水溶,可供肌内注射,或溶于葡萄糖液中静脉滴注。生物半衰期约 30分钟,治疗严重休克时,应于 4 小时后重复给药。不良反应和应用注事项与其他糖皮质激素类似。

氢化可的松注射液适合哪些患者?

病例简介:尉某,男,55 岁,溃疡性结肠炎病史 2 年余,发病时出现大便解黏液脓血便 7~8 次 / 天,时有腹痛,里急后重,无发热等症状,电子结肠镜结果提示溃疡性结肠炎(重度活动期,左半结肠型),口服美沙拉嗪肠溶片 4g/d,效果不理想,遂来就诊。

患者:现在大便每天 7~8 次吧。一直在便血,鲜红的,几乎没有黏液。每天总是隐隐约约地疼痛。

医生:有最近的肠镜检查结果吗?

患者:这是 3 天前的肠镜检查结果[溃疡性结肠炎(重度活动期,左半结肠型)]。

医生:哦,这样啊,结合你的病历资料,我想你应该应用激素治疗了,建议你住院治疗,先用氢化可的松静滴几天控制病情,再改口服。

患者:只是不太了解这个药,我适合吗? 具体怎么用啊?

患者疑问:氢化可的松注射液适合哪些患者?

专家解答:主要供重度溃疡性结肠炎患者短期应用,静脉应用一般不超过 5 天,1 天不超过 300mg,用 0.9% 氯化钠注射液或 5% 葡萄糖注射液稀释至 0.2mg/ml 后静脉滴注。病情控制后,静脉用激素逐渐减量、停用,然后改用口服激素治疗,常用泼尼松 40~60mg/d,症状缓解后逐渐缓慢减量至 5~10mg/d,在激素减量过程中或停药后给予 5-氨基水杨酸类药物继续维持治疗;静脉滴注 5 天无效者,可考虑应用生物治疗或者手术。

倍氯米松二丙酸酯有何特点?

病例简介:李某,女,34 岁,发现溃疡性结肠炎 5 年,病变累及直肠和乙状结肠,长期使用氢化可的松琥珀酸盐灌肠液灌肠,效果欠佳,近日换用倍氯米松二丙酸酯,因对该药疗效存有疑虑,故未使用。

患者:我现在大便每天 3~4 次,总是有拉不干净的感觉。有黏液脓血,有时候挺多的,但不是每次都有。有些时候肚子有点疼,但也不是厉害。

医生:最近做过肠镜检查吗?

患者:做过,这是报告[溃疡性结肠炎(活动期,直肠及乙状结肠型)]。

医生:都用过什么药?

患者:口服的、灌肠的美沙拉嗪都用过,也用过氢化可的松灌肠,上周我们那边医院给我换成倍氯米松二丙酸酯灌肠了。医生,我问过其他病友都没人用过这个药,对这个药的效果、副作用什么的有点疑虑。

患者疑问:倍氯米松二丙酸酯有何特点?

专家解答:该药是强效外用糖皮质激素类药,最初应用于哮喘患者局部吸入治疗。若应用于灌肠,因为首过效应,全身生物利用度很低,使血液中药物浓度减少,灌肠治疗末端溃疡性结肠炎,效果与泼尼松龙灌肠相比,临床症状和乙状结肠镜检查及组织学改善相同,但该药不影响患者血清皮质醇水平,不会引起下丘脑-垂体-肾上腺轴抑制,因此副作用少。

布德松有何特点?

病例简介:申某,男,29 岁,发现溃疡性结肠炎 3 年,直肠型,经常应用氢化可的松灌肠、美沙拉嗪肠溶片口服,效果欠佳,网上查询布德松效果较好,打算换用该药。

患者:我在吃美沙拉嗪肠溶片和氢化可的松灌肠,效果不怎么好? 每天 3 次左右,总是拉完了还想拉。我在网上查布德松这个药效果挺好的,想试一试,不知道我可不可以用。

医生:这个药的效果比咱们常用的激素效果要好一些,副作用也比较少。

患者疑问:布德松有何特点?

专家解答:布德松类似于倍氯米松二丙酸酯。用 2mg 加水 100ml 保留灌肠,局部药物浓度高于全身。从肠道吸收后,90% 药物被肝脏代谢,对血清皮质醇无影响,几乎无全身不良反应,疗效优于泼尼松龙灌肠。在使用泼尼松龙治疗的患者中,内源性皮质醇显著抑制,但接受布德松的患者则没有。

局部应用的糖皮质激素制剂有何特点?

病例简介:谢某,女,20 岁,发现溃疡性结肠炎 2 年,直肠型,长期于笔者处就诊,目前口服美沙拉嗪肠溶片,氢化可的松灌肠,效果较好,但患者不能耐受灌肠。

患者:医生,我想问问你,像我这种情况可以不灌肠了吗? 挺难受的。

医生:你的病变在直肠,局部给药的效果比较好,还是尽量灌肠维持一段时间吧。那要不咱们换氢化可的松泡沫剂试一试? 这个药也是从直肠注入,但是没有灌肠液的异物感。

患者疑问:局部应用的糖皮质激素制剂有何特点?

专家解答:有糖皮质激素泡沫剂,如氢化可的松泡沫剂,从直肠注入,与氢化可松灌肠效果相同,但显然较灌肠方便,而且没有一般膏剂或灌肠液的异物感,患者易于耐受。

如何应用激素治疗重度溃疡性结肠炎?

病例简介:白某,男,34 岁,溃疡性结肠炎病史 5 年,电子结肠镜检查提示溃疡性结肠炎(活动期,全结肠型),长期口服美沙拉嗪肠溶片 4g/d,目前口服醋酸泼尼松片 40mg/d,现在大便 8~10 次 / 天,黏液脓血较多,遂来就诊。

医生:给我看看肠镜检查报告[溃疡性结肠炎(活动期,全结肠型)]。

患者:医生,你看我这么重,有没有什么好办法呀?

医生:你现在病情是挺重的,我建议你住院治疗,咱们静脉用激素,同时口服中药和中药灌肠。

患者住院期间使用甲强龙 40mg/d 静脉滴注,大便次数减到 5~6 次 / 天,7天后改为口服,后于我门诊逐渐减量至停用。

患者疑问:如何应用激素治疗重度溃疡性结肠炎?

专家解答:重度溃疡性结肠炎患者如尚未服用过糖皮质激素,可口服泼尼松或泼尼松龙 40~60mg/d,观察 7~10 天,也可直接静脉给药;已使用糖皮质激素者,应静脉滴注氢化可的松 300mg/d 或甲泼尼松龙 40mg/d。静脉给药后 5~7 天后改为口服给药,同时口服中药和中药灌肠,待病情缓解后逐渐减量直至停用。

中医药能否单独治疗重度溃疡性结肠炎?

病例简介:于某,男,32 岁,溃疡性结肠炎病史 4 年,电子结肠镜检查提示溃疡性结肠炎(活动期,全结肠型),长期口服美沙拉嗪肠溶片 4g/d,曾经静脉用激素及口服激素治疗,病情得到控制。本次复发 2 周,现在大便 10 余次/天,黏液脓血较多,为求中药治疗,遂来就诊。

患者:医生,我不想用激素了,想吃点中药试试。

医生:你现在在挺重的,属于重度了,只吃中药可能控制不住,还是先用激素把疾病控制住了再说,这期间也可以给你开中药吃。

患者住院期间使用甲强龙 40mg/d 静脉滴注,后改为口服,联合中药口服和灌肠治疗,病情得到控制后出院,出院后长期于笔者门诊就诊,目前仅口服中药维持缓解。

患者疑问:中医药能否单独治疗重度溃疡性结肠炎?

专家解答:重度溃疡性结肠炎一般病变范围较广,病情发展较快,需及时处理。单独中医药治疗效果欠佳,但是西医治疗联合中医药治疗,能够更快地诱导疾病缓解,提高临床疗效。

什么是激素依赖性溃疡性结肠炎?

病例简介:朱某,女,46 岁,溃疡性结肠炎病史 10 余年,长期口服美沙拉嗪肠溶片及醋酸泼尼松片治疗,激素减量后易复发,目前口服美沙拉嗪肠溶片 4g/d,醋酸泼尼松片 20mg/d,大便 2~3 次/天,有黏液脓血,为减激素寻求中医治疗。

医生:醋酸泼尼松片吃了多长时间了?

患者:吃了大概半年了吧。

医生:这个量吃了多长时间?

患者:2~3 个月了。医生,这 2~3 个月我试着减了好几次了,每次一减量大便次数就增多了,黏液脓血也多了,所以不敢减量,想找你开点中药看看能不能把激素减下来。

医生：那你这是有激素依赖了，我先给你开些中药，咱们后边再慢慢试着减激素。

患者疑问：什么是激素依赖性溃疡性结肠炎？

专家解答：激素依赖性溃疡性结肠炎是指长期使用激素治疗的溃疡性结肠炎患者无法顺利将激素减停下来，一旦激素减量或停用激素，患者的临床症状就会复发，或激素减停后 3 个月内复发。

中医药能否治疗激素依赖性溃疡性结肠炎？

病例简介：李某，男，46 岁，溃疡性结肠炎病史 6 年，长期口服美沙拉嗪肠溶片，曾使用激素静脉滴注治疗，近半年开始口服醋酸泼尼松片，多次减量后出现复发，目前醋酸泼尼松片用量为 40mg/d，为求中医治疗以减激素，就诊于我门诊。

患者：现在吃着醋酸泼尼松片和美沙拉嗪肠溶片。醋酸泼尼松片每天吃 40mg。吃了半年了。中间控制得比较好的时候减过好几次，但是一减量就又加重了。

医生：你这是属于激素依赖溃疡性结肠炎。

患者：嗯，所以想找你开些中药吃，看能不能把激素减下来。

患者于门诊口服中药治疗，并逐渐减少激素用量，3 个月后激素完全停用，期间患者病情无加重。

患者疑问：中医药能否治疗激素依赖性溃疡性结肠炎？

专家解答：长期临床观察发现：中医药对激素依赖性溃疡性结肠炎有较好的疗效，能够维持激素减量过程中症状的缓解，缩短激素减量的时间。

什么是激素抵抗性溃疡性结肠炎？

病例简介：马某，女，35 岁，溃疡结肠炎病史 4 年，规律口服美沙拉嗪肠溶片及美沙拉嗪灌肠治疗，病情反复，本次复发后先后使用醋酸泼尼松片口服，甲强龙静脉滴注，无明显效果，遂来就诊。

患者：我一直都吃美沙拉嗪肠溶片，这次病情加重了，每天大便 8~9 次，黏液脓血也比较多，我们那边医院开始的时候给开了醋酸泼尼松口服，效果不好,就又输了 7 天的激素,还是不见好转,所以想找你看看。

医生:那你这是激素抵抗性溃疡性结肠炎,所以激素效果不好。

患者:医生,那还有什么好办法吗?

医生:你可以试试免疫抑制剂治疗或者生物制剂治疗。

患者疑问:什么是激素抵抗性溃疡性结肠炎?

专家解答:激素抵抗性溃疡性结肠炎是指曾采用过最大剂量的氨基水杨酸类药物口服和(或)局部治疗无效,尽管采用糖皮质激素治疗,症状仍未缓解者,或初始激素治疗有效,复发后再次使用无效的情况。

中医药能否治疗激素抵抗性溃疡性结肠炎?

病例简介:张某,女,43 岁,溃疡结肠炎病史 7 年,规律口服美沙拉嗪肠溶片及美沙拉嗪灌肠治疗,控制尚可,本次患者喝酒后导致疾病复发,先后使用醋酸泼尼松片口服,甲强龙静脉滴注,效果不明显,为求中医诊治来就诊。

患者:我一直都吃美沙拉嗪肠溶片,也用过美沙拉嗪灌肠。以前控制得挺好的,前一段时间因为喝了一次酒就又厉害了,医院给开了口服的激素和静脉的激素都没有用。现在每天大便 6~7 次,每次都有黏液脓血。

医生:你这可能是有激素抵抗性溃疡性结肠炎,可以用免疫抑制剂治疗或者生物制剂治疗试试。

患者:医生,我听他们说你中医治疗挺好的,能不能先给我开点中药试试,要是不行的话再考虑那 2 种治疗。

医生:那行,咱们就先用中药试试。

患者接受中药口服及灌肠治疗半个月后症状逐渐减轻,2 个月后维持缓解。

患者疑问:中医药能否治疗激素抵抗性溃疡性结肠炎?

专家解答:激素抵抗性溃疡性结肠炎患者多进一步使用免疫抑制剂或生物制剂,甚至手术治疗,治疗费用昂贵,副作用较大。而中医药治疗该类患者有一定的临床疗效,能够在一定程度上减轻激素抵抗,诱导疾病缓解。

激素如何减量?

病例简介:赵某,男,50 岁,溃疡性结肠炎病史 8 年,长期口服美沙拉嗪肠溶片及灌肠治疗,时有反复,本次复发后加用醋酸泼尼松片 40mg/d 口服,前来复诊。

医生:醋酸泼尼松吃了多久了?

患者:吃了 3 周了。

医生:那现在控制得还不错,咱们试着把醋酸泼尼松减减量吧。

患者:好的,医生,怎么减?

医生:从现在开始每天吃 35mg,也就是先减 1 片,1 周后要是症状没有加重就再减 1 片,就这样每周减 1 片,等下次复诊的时候再说后边怎么减。

患者疑问:激素如何减量?

专家解答:一般来说,激素使用时间在 3~6 个月,超过 6 个月再无维持作用,因此不能作为长期维持治疗的药物。泼尼松推荐使用量一般为 0.75~1mg/(kg·d),达到症状完全缓解后开始逐步减量,每周减 5mg,当减至 20mg/d 时,每 2 周减 2.5mg,直至停用。快速减量会导致早期复发,因此患者不可擅自调整激素的用量或停药。

中医药能否辅助激素减量?

病例简介:张某,女,38 岁,溃疡性结肠炎病史 5 年,长期口服美沙拉嗪肠溶片及醋酸泼尼松片治疗,激素减量后易复发,目前口服美沙拉嗪肠溶片 4g/d,醋酸泼尼松片 40mg/d,大便 2~3 次/天,有黏液脓血,为减激素寻求中医治疗。

患者:现在每天吃 4g 美沙拉嗪肠溶片,40mg 醋酸泼尼松片,吃了将近 1 年了。

医生:那你应该试着把激素减量了。

患者:医生,要是激素减下来又加重了怎么办?

医生:没事,我给你开些中药,咱们吃着中药减。

患者:能减下来吗?

医生:别担心,先试着减 1 片,咱们后边再看。

患者口服中药治疗后激素逐渐减量,3 个月后停用,期间无加重,减药后依靠中药长期维持缓解。

患者疑问:中医药能否辅助激素减量?

专家解答:中医药治疗能够辅助把激素减量,尤其是对激素依赖的患者,能够防止激素减量过程中病情的复发,维持疾病的缓解。

激素的副作用有哪些?

病例简介:王某,女,43岁,溃疡性结肠炎病史8年,长期口服美沙拉嗪肠溶片及醋酸泼尼松片治疗,目前口服美沙拉嗪肠溶片4g/d,醋酸泼尼松片40mg/d,大便2~3次/天,有黏液脓血,患者长期服用激素产生副作用,遂就诊。

患者:我一直吃着美沙拉嗪肠溶片和醋酸泼尼松片。现在每天吃4g美沙拉嗪肠溶片,40mg醋酸泼尼松片。吃了1年多了。而且我有糖尿病,吃了激素过后血糖就忽高忽低的,控制得不好,你看我的脸,感觉也是浮肿的。

医生:这些都是激素的副作用,激素停了过后就会好的。

患者疑问:激素的副作用有哪些?

专家解答:大剂量使用激素可导致免疫力下降、满月脸、痤疮、多毛症等副作用;长期使用还可能会引起库欣综合征、高血压、糖尿病、骨质疏松、青光眼、胰腺炎等严重不良反应。

出现激素的副作用怎么办? 要不要继续服用?

病例简介:何某,女,45岁,确诊重度溃疡性结肠炎3年余,2个月前病情加重,于某医院就诊,应用激素口服,每天口服泼尼松40mg、美沙拉嗪肠溶片4g治疗,现患者体检发现低钙血症、骨质疏松,现前来就诊。

患者:我是重度溃疡性结肠炎,有3年多了,平时服用美沙拉嗪肠溶片,病情控制得还可以,2个月前劳累、感冒加上输消炎药后病情加重,后来到当地医院看病,用美沙拉嗪肠溶片一直控制不好,后来大夫给的激素口服,每天口服泼尼松40mg、美沙拉嗪肠溶片4g治疗,刚发现有骨质疏松、钙低,现在想请你给调理调理。

医生:你的体检报告给我看看(体检报告提示存在骨质疏松、低钙血症)。建议你继续应用激素治疗,需要加用碳酸钙 D_3 片、骨化三醇来治疗,防止你的骨质疏松进一步加重。

患者:那应该怎么办? 要不要继续服用?

患者疑问:出现激素副作用怎么办? 要不要继续服用?

专家解答:在重度溃疡性结肠炎的治疗上,激素是"一把尖刀",同时具有利和弊两面性,长期大量地应用会带来不小的副作用,应对激素副作用重在预防、重在应用前适应证评估和禁忌证、副作用的评判;在激素的使用上,对医生来说是严格掌握其适应证;对患者来说,有时它是一种无可替代的药品,合理地使用、严密地观察监测可以将它的副作用尽可能降低。对于应用激素后出现副作用,如出现"满月脸""水牛背",应在医生建议下予以克服心理障碍;为预防造成骨质疏松,可以常规补钙;对于高血糖、动脉硬化、胃溃疡、感染等副作用,建议在专科医生指导下有选择地停用激素,不要盲目停用。

中医药能否消除激素的副作用?

病例简介:林某,女,42 岁,确诊重度溃疡性结肠炎 4 年余,半个月前应用糖皮质激素治疗,应用 2 周后出现面部水肿、痤疮症状,现为求中西医结合治疗前来就诊。

患者:您好!我是溃疡性结肠炎患者,在某医院应用激素治疗了,现在正吃着呢,吃了有 2 周就出现脸上起疙瘩,痒痒的,脸也胖了一圈,想找你用中药调理一下。

医生:伸舌头我看看,来摸摸脉(舌质红,苔薄黄,脉弦细)。你这是应用激素后的副作用,不要紧张,目前激素有效可继续应用激素,再加些中药汤剂调理一下,减少激素的副作用;中医认为你这是少阳枢机不利,肝胆湿热证,可以应用小柴胡汤合温胆汤加减治疗。

患者疑问:中医药能否消除激素的副作用?

专家解答:中医药虽然不能肯定消除激素副作用,但是能控制副作用改善症状,中医药在消除激素方面有着特有的优势,中医学认为激素为类似中药的热性中药,会造成痤疮、水牛背、满月脸、溃疡病、糖尿病、病毒感染等一系列副作用,中医通过辨证论治,应用滋阴清热方剂,达到减轻激素副作用的效果,改善患者生活质量,提高激素应用患者依从性。

哪些患者不适合使用激素?

病例简介:雷某,女,78 岁,确诊重度溃疡性结肠炎 20 余年,规律长期足量口服美沙拉嗪肠溶片治疗,效果不理想,想调整西医治疗方案,前来就诊。

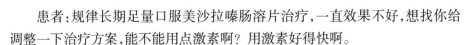

患者：规律长期足量口服美沙拉嗪肠溶片治疗，一直效果不好，想找你给调整一下治疗方案，能不能用点激素啊？用激素好得快啊。

医生：你平时都有什么病啊？

患者：我有高血压、冠心病、糖尿病，半年前在某医院做的心脏支架，后来就一直吃阿司匹林，半个月前刚做胃镜检查，说是有胃溃疡呢，这是胃镜检查报告。

医生：目前你的情况是有多种基础病，同时有活动期的胃溃疡，存在激素应用的禁忌呢，现在不能用激素治疗。

患者疑问：哪些患者不适合使用激素？

专家解答：糖皮质激素对以下患者是禁用的：妊娠期妇女，哺乳期妇女，儿童，激素过敏者，严重精神病患者，活动性十二指肠及胃溃疡患者，严重高血压、糖尿病患者，心力衰竭患者，严重肝功能损害患者，骨质疏松患者，严重肾功能不全患者，结核病患者，未控制的病毒、细菌、真菌感染患者。

不适合使用激素的患者能否采用中医药治疗？

病例简介：孙某，男，67岁，确诊溃疡性结肠炎20余年，规律长期足量口服美沙拉嗪肠溶片治疗，效果不理想，想应用激素治疗，经评估，患者存在多种慢性病，近期存在活动性消化道出血，不宜激素治疗。

患者：既然不能应用激素治疗，我现在应用美沙拉嗪肠溶片效果又不理想，我该怎么办呢？

医生：既然美沙拉嗪肠溶片足量规范应用效果仍然不好，我建议可以中西医结合治疗试试，怎么样？

医生：伸舌头我看看舌象，摸一下脉（舌淡红，苔薄白，脉细滑）。我给你开7副中药试试吧。

患者疑问：不适合使用激素的患者能否采用中医药治疗？

专家解答：不适合使用激素的溃疡性结肠炎活动期患者，通过辨证论治，美沙拉嗪肠溶片联合中药汤剂口服或中药灌肠，可以达到明显改善症状、提高生活质量、诱导疾病缓解的效果。中医学认为，糖皮质激素为助阳之品，长期大量应用，必然耗损肾阴，导致阴虚阳亢及脾胃功能失调等，故宜用滋阴潜阳，健脾和胃之法，应用镇肝熄风汤与香砂六君子汤加减。

不同种类激素的用量如何换算？

病例简介： 曹某，男，67 岁，确诊溃疡性结肠炎 15 年，应用激素泼尼松 40mg 口服治疗，患者平素存在慢性肝病，结合患者病情，特来调整激素用法用量。

患者： 我用激素治疗的，强的松口服，我平时就有慢性肝病，现在有肝功能异常怎么办？

医生： 你可以调整一下，换一下激素，换一个对肝功能影响小的激素吧。可以调整为强的松龙治疗，根据激素换算，用量不用改变，你仍然要吃强的松龙 8 片，也是 40mg。注意复查肝功能，定期检测，及时调整激素。

患者： 不同种类激素的用量是怎样换算的？

患者疑问： 不同种类激素的用量如何换算？

专家解答： 可以简单理解为 1 片对 1 片。即 1 片地塞米松 =1 片泼尼松 = 1 片甲泼尼龙 =1 片氢化可的松；即地塞米松 0.75mg= 泼尼松 5mg= 甲泼尼龙 4mg= 氢化可的松 20mg。

打针或"挂盐水"好得快吗？

病例简介： 宇某，女，35 岁，确诊重度溃疡性结肠炎 5 年余，曾口服激素治疗，症状好转后长期口服美沙拉嗪肠溶片维持，8 个月前自行停药后复发，在笔者门诊治疗 5 个月后现病情平稳，大便 2~3 次 / 天，少量黏液，无脓血。

患者： 我记得我以前得溃疡性结肠炎，那次比这次更重，住院给输了液，腹泻好得很快，这次口服药物，好得要慢些，那是不是输液比口服药物好得快？

医生： 不是的。需要静脉输液，才会输液，需要口服，就要口服，这是根据病情来的。口服药物也不一定就比输液来得慢。

患者疑问： 打针或"挂盐水"好得快吗？

专家解答： 有些患者认为口服药不如注射药见效快、作用强，溃疡性结肠炎一犯病，就要求医生给他打针或"挂盐水"。而另外有一些患者的想法与之恰好相反，患病后，总希望多吃药，少打针，免遭"皮肉之苦"。实际上，这 2 种想法都不利于疾病的治疗。那么，患病后，应怎样选择用药的途径？目前，临床上使用的药物剂型分为片剂、丸剂、针剂、胶囊剂等多种。将药物制成什么剂型,是由药物的性质、疗效和毒副作用等条件决定的。疾病严重程度不同、病变的部位范围不一样,需要的药物也不一样,有的需要静脉用激素,有的需要口服,有的需要灌肠,所以,选择正确的用药途径,应由医生根据患者的病情和药物的特点决定,这才有利于疾病的治疗和康复。

老年溃疡性结肠炎患者用药应注意什么?

病例简介:李某,男,72岁,确诊重度溃疡性结肠炎20年余,1周前复发,大便5~7次/天,有黏液和脓血,为求中医治疗而就诊。

医生:这次我给你开西药莎尔福和中药一起配合治疗如何? 中药1天2次,西药1天吃3次,1次吃2片。

患者:好的。我以前吃过莎尔福,每次2片,每天4次,这次的剂量小一点。

医生:是的,因为您年龄比较大,先从小的剂量开始。记得吃药2周后要抽血查一次血,看看血常规和生化检查的结果。

患者:医生,像我这样的老年人用药应该注意些什么?

患者疑问:老年溃疡性结肠炎患者用药应注意什么?

专家解答:老年人生理和心理等多方面均处于衰退状态,多数老年人同时患有多种疾病,通常为慢性病,需要长期治疗,用药种类较多,药物不良反应也明显增加。因此,保证老年人有效、安全用药,是值得全社会共同关注的问题。老年人的生理改变,尤其是肝肾功能的减退,导致机体对药物的吸收、分布、代谢和排泄等功能减退,所以其不良反应发生率是青年人的2~3倍。因此,老年溃疡性结肠炎患者用药应该遵守以下原则:①避免不必要的用药;②掌握最低有效用药剂量,为慎重起见,对老年人的用药最好从小剂量开始;③选择简便、有效的给药途径;④遵从医嘱,忌有病乱投医。

3. 微生态制剂与粪菌移植

微生态制剂是否对溃疡性结肠炎有效?

病例简介:赵某,男,55岁,确诊轻度左半结肠型溃疡性结肠炎1年余,口服美沙拉嗪肠溶片治疗黏液脓血便明显减轻,大便常规+潜血阴性,但是大便次数仍较多,前来就诊。

患者：我是溃疡性结肠炎患者，确诊轻度左半结肠型溃疡性结肠炎1年多了，这是我的化验检查结果，想找你帮我看看。

医生：现在大便大约每天有多少次？

患者：7~8次吧。

医生：有大便排不尽的感觉吗？肚子疼吗？

患者：不是太明显。我现在大便次数还总是很多，你说我该怎么办呢？有什么药治疗吗？

医生：结合你肠道菌群的检查结果，考虑同时存在肠道菌群失调，可以加用微生态制剂试试，一般都能改善症状。

患者：这种药能对我的疾病有效吗？

患者疑问：微生态制剂是否对溃疡性结肠炎有效？

专家解答：微生态制剂对溃疡性结肠炎是有效的，微生态制剂治疗溃疡性结肠炎主要通过以下几个方面实现。①增加肠道上皮细胞屏障功能：微生态制剂能增加上皮细胞的抵抗性，增加黏液的分泌，调整上皮细胞糖基，增强细胞骨架和细胞间的紧密连接，促进上皮细胞重建，减少细胞凋亡，抗氧自由基反应。②调节免疫系统：微生态制剂增加免疫球蛋白的产生，下调T细胞反应性，降低吞噬细胞活性，增加凋亡的免疫性反应，同时改变细胞因子的活性，诱导口服免疫耐受。③调整肠道菌群失衡：益生菌能阻止病原体的黏附和侵袭，抑制大肠埃希杆菌素的产生，降低肠道pH，改变有机酸的成分，阻止细菌移植，调整肠道菌群失衡。

微生态制剂是否有副作用？

病例简介：龙某，女，54岁，确诊溃疡性结肠炎2个月，确诊后服用美沙拉嗪肠溶片，自觉症状明显缓解，但仍时有大便次数增多，呈糊状，后在医生指导下加用整肠生2粒/次，2次/天，但是出现大便干燥，呈球状，患者比较紧张，觉得是整肠生的副作用，前来就诊。

患者：您好！我得了溃疡性结肠炎，开始吃的是美沙拉嗪肠溶片，拉血、拉脓明显好转，就是次数多，后来加上整肠生，吃了5天左右，大便就变干，偶尔出现球状大便，我想是不是整肠生的副作用啊。

医生：一般来说，微生态制剂像整肠生不会有什么副作用的，你现在大便干燥，建议你复查一下电子结肠镜、腹部平片等检查，同时给你调整一下微生态制剂的种类吧。

医生：可以调整整肠生为培菲康，培菲康对便秘也有缓解作用。

患者疑问：微生态制剂是否有副作用？

专家解答：微生态制剂是非常安全有益的药物，没有什么副作用，但是服用微生态制剂需要注意不要随便联合用药：避免与铋剂、药用碳、鞣酸等合用，因其吸附药物，影响药物的作用。

双歧杆菌三联活菌胶囊使用时应注意什么？

病例简介：于某，女，60 岁，溃疡性结肠炎 20 余年，长期口服中药维持缓解，近日因肺部感染住院治疗，出院后口服抗生素后出现腹泻，大便 5~6 次 /天，大便球杆比提示肠道菌群失调，遂来就诊。

患者：您好！这是报告（大便球杆比：7：3，大便常规未见红白细胞）。

医生：肠道菌群紊乱了，我给你开点双歧杆菌三联活菌胶囊调整一下肠道菌群，再调整一下中药吧。

患者：好的，吃这个双歧杆菌三联活菌胶囊有什么需要注意的吗？

患者疑问：双歧杆菌三联活菌胶囊使用时应注意什么？

专家解答：勿用热开水送服，在 2~8℃暗处保存。本品含有长型双歧杆菌、嗜酸乳杆菌、粪肠球菌，不宜与抗生素类药物同时服用，双歧杆菌对氨苄西林、头孢噻肟、头孢呋辛、红霉素、呋喃唑酮敏感；嗜酸乳杆菌对氨苄西林、头孢唑啉、头孢呋辛、四环素、氯霉素、呋喃唑酮、复方新诺明和诺氟沙星等敏感。

粪菌移植对溃疡性结肠炎是否有效？

病例简介：贺某，男，56 岁，确诊重度溃疡性结肠炎 7 年余，长期口服美沙拉嗪肠溶片治疗，同时服用某中药汤药治疗，病情有时缓解，此次来例行电子结肠镜检查，经介绍欲行粪菌移植，前来就诊。

患者：您好！我是溃疡性结肠炎患者，我听说有一种新的治疗方式能治疗溃疡性结肠炎？就是有个什么"大便移植"？

医生：你说的是粪菌移植吧？

患者：对对对！就是这个，听着很恶心的样子。

医生：一般患者很难接受啊。

患者:要不是被病折磨得不行,我也不愿意接受啊,那目前这个治疗有效吗? 真的很担心啊,受罪而没效果就麻烦了。

医生:这个技术适宜应用的部分患者在进行了粪菌移植后的确能取得临床缓解的效果。

患者疑问:粪菌移植对溃疡性结肠炎是否有效?

专家解答:粪菌移植对溃疡性结肠炎治疗是有效的。来自澳大利亚的一项研究表明,重症复发型溃疡性结肠炎患者进行粪菌移植治疗,采用健康者的新鲜粪便混悬物保留灌肠的方式连续治疗 5 天,结果显示,1 周后部分患者获得临床缓解,4 个月后所有患者都取得了临床缓解,并且都停止了药物治疗。在随后对这 6 例患者进行为期 1~13 年的随访中发现,不论临床症状、结肠镜下表现或组织病理学均没有出现复发的迹象。在多项试验中,粪菌移植治疗溃疡性结肠炎不仅具有缓解临床症状的效果,甚至有部分患者能达到黏膜愈合。

粪菌移植是怎么做的?

病例简介:贺某,男,56 岁,确诊重度溃疡性结肠炎 7 年余,长期口服美沙拉嗪肠溶片治疗,同时服用某中药汤药治疗,病情有时缓解,此次来例行电子结肠镜检查,经介绍欲行粪菌移植,经上面一次了解后,又有很多疑问需要询问。

患者:那这个粪菌移植是怎么移植啊? 是不是把大便直接塞进我的肠子里啊?

医生:哈哈……你这是脑洞大开啊,不是你想的那样的,需要移植的是粪便离心后其中的有益菌和代谢产物,不是直接移植大便。

患者:那通过什么方式移植到肚子里呢? 要不要开刀?

医生:不需要外科手术干预的,需要通过 2 种方式移植,1 种是经口,1 种是经肠道,经口的是通过胃管灌注或者吞服粪菌胶囊,经肠道是在电子结肠镜下进行灌注。

患者:那需要移植的大便细菌来自哪里呢?

医生:主要是由健康的直系亲属提供或者健康的志愿者提供。

患者疑问:粪菌移植是怎么做的?

专家解答:用多种方法进行,包括口服、通过鼻胃管或鼻胃十二指肠管的输注、通过胃十二指肠镜或结肠镜输注和通过保留灌肠等。常规操作是在几小时内将供者的新鲜粪便进行以下处理：①用溶质稀释，多使用 0.9% 氯化钠溶液；②用匀浆机充分匀质化以达到混悬液的状态，③过滤去除微粒状杂质，取其悬浮液以备移植。然后通过经口服、鼻胃管、结肠镜等不同方式输入体内；各种不同移植途径采用的粪便悬浮液剂量不同，采用上消化道途径，如鼻胃管移植的方法，选用的剂量多在 25~50ml，通过下消化道途径移植，如保留灌肠或结肠镜输注，使用的粪便混悬液剂量较大，可在 250~500ml。目前尚有另外一种方法：大便胶囊，就是将冰冻大便的干燥菌体做成胶囊，服用后达到菌群移植的作用。

中医药能减少粪菌移植的不良反应吗？

病例简介：孟某，女，45 岁，确诊溃疡性结肠炎 8 年余，长期口服美沙拉嗪肠溶片治疗，效果不理想，6 天前患者于某医院行电子结肠镜下粪菌移植术，术后 6 小时出现发热，现为求中医药治疗，前来就诊。

患者：6 天前在医院做了粪菌移植后就出现发热了，全身难受。体温最高 38.5℃。医生给用了退烧药后，降到 36.8℃。不出汗，也不寒战。

医生：拉肚子吗？咳嗽吗？小便有什么不舒服吗？嗓子疼不疼？大便怎么样？口渴吗？

患者：这都没有，小便也没有不舒服。嗓子有点疼，还有干，大便可以，每天 1 次，口渴口干。这是粪菌移植后出现的不良反应吧！中医药能减少粪菌移植的不良反应吗？

医生：伸舌头我看看（舌质红少苔。脉细数）。你能吃些中药吗？你这是粪菌移植的不良反应，中医辨证为气分热盛，同时存在气阴两虚，中医当以清气分热，解表养阴为主。方子以竹叶石膏汤加减为主。

患者疑问：中医药能减少粪菌移植的不良反应吗？

专家解答：中医学中有"金汁"这样一味特殊中药，它的应用有几千年了，却暗合了目前流行的粪菌移植理念，中医药在粪菌移植中的作用地位目前研究尚不够深入，但是可以肯定对粪菌移植的不良反应有很好的治疗作用，也可以肯定中医药在粪菌移植中的地位作用将越来越突出，越来越受到中西医学者的重视。

4. 抗生素

抗生素对溃疡性结肠炎是否有效?

病例简介:钱某,女,70岁,小学文化程度,门诊老患者,确诊溃疡性结肠炎20余年,长期不规律应用美沙拉嗪肠溶片、甲硝唑、诺氟沙星等药物治疗,7天前患者症状再次加重,前来就诊。

患者:您好! 我的溃疡性结肠炎又复发了,找你给看看。你还是给我开点消炎药,抗生素得了,吃吃不好我再找你,怎么样?

医生:你现在不适合使用抗生素,没有用抗生素的指征? 你这是溃疡性结肠炎,此消炎非彼消炎,抗生素不是万能药。

患者疑问:抗生素对溃疡性结肠炎是否有效?

专家解答:溃疡性结肠炎常有黏液脓血便,患者黏液脓血便症状与肠道炎症有关,但并不是因为细菌感染引起,所以不能随便应用抗生素,但是溃疡性结肠炎患者常常免疫力低下合并有细菌、病毒等感染,对于有确切证据证明有细菌感染的患者应用抗生素是有效的。

溃疡性结肠炎什么时候需要使用抗生素?

病例简介:刘某,男,42岁,确诊重度溃疡性结肠炎2年余,目前口服激素治疗,2天前患者出现发热、腹泻、寒战、咳嗽等症状,前来就诊。

患者:我前两天感冒受凉了,咳嗽、发热,偶尔寒战,大便次数也增多了,都7~8次了。最高都到39℃了。我昨天在急诊做的化验结果(血常规:白细胞12×10^9/L,中性粒细胞百分比92%,降钙素原0.2ng/ml,C反应蛋白78mg/L,胸部正位片:左下肺感染)。像我这样的溃疡性结肠炎患者现在出现发热能不能使用抗生素呢?

医生:(看化验单)你这明显是合并细菌感染了,胸片也提示有左下肺炎了。建议你尽快住院抗感染治疗吧。

患者疑问:溃疡性结肠炎什么时候需要使用抗生素?

专家解答:溃疡性结肠炎常有黏液脓血便,大便常规检查有大量白细胞和红细胞,有的医生就给患者使用甲硝唑、庆大霉素,这是不合理的。患者黏液脓血便症状与肠道炎症有关,但并不是因为细菌感染引起,所以用抗生素效果不好,而需要使用非特异性抗炎药物 5-氨基水杨酸或激素治疗。盲目地使用抗生素有可能引起肠道菌群失调,加重腹泻症状。但对于暴发型结肠炎患者,有明确证据证明存在细菌感染的患者,特别是这些患者也在接受激素治疗时,还是应该使用抗生素,临床以甲硝唑、环丙沙星和左氧氟沙星的使用最为普遍。

中医药治疗能否减少抗生素的使用?

病例简介:皮某,女,44 岁,高级知识分子,确诊溃疡性结肠炎 3 年余,长期规律应用美沙拉嗪肠溶片,病情平稳,1 周前思虑过度,加上感受风寒,出现咽痛、咳嗽、声音嘶哑,前来就诊。

患者:添麻烦了,前两天工作太累,加上受凉,现在咽痛、咳嗽、声音嘶哑,这是刚才化验结果、胸片结果(血常规:白细胞 10.3×10^9/L,中性粒细胞百分比82%,降钙素原 0.152ng/ml,C 反应蛋白 49mg/L,胸部正位片:双肺纹理略增重)。

医生:(阅读化验报告、阅胸片、听诊双肺、查看咽喉)你这是扁桃体发炎了,血象也明显增高了,存在上呼吸道感染啊。

患者:那怎么办啊?好多年了,好不容易病情控制得比较平稳,我担心吃消炎药会加重病情。可否吃点中药,这样是否能减少使用抗生素呢?

医生:你存在明确的感染,建议你应用一些抗生素治疗。同时中医方面,你这是风热犯肺证,可以应用中药桑菊饮加减治疗试试。

2 天后复诊,患者诉服药后上呼吸道感染病情迅速缓解。

患者疑问:中医药治疗能否减少抗生素的使用?

专家解答:中医药在治疗溃疡性结肠炎合并感染方面研究较少,但是结合目前相关临床经验,对于很多免疫力低下、症状突出、体质羸弱、不能耐受抗生素或者过敏者,应用中医药治疗可以提高患者免疫力,改善患者症状,甚至可起到抗菌消炎的效果,从而使很多难治的、反复持续感染不能缓解的患者受益。

溃疡性直肠炎患者可以用复方甲硝唑栓吗?

病例简介:和某,女,32 岁,发现溃疡性结肠炎 2 年,直肠型,长期口服美沙拉嗪肠溶片及美沙拉嗪栓纳肛治疗,目前症状控制欠佳,大便 3~4 次 / 天,有黏液脓血,遂来就诊。

患者:我现在吃着美沙拉嗪肠溶片,也用美沙拉嗪灌肠,效果不是很明显,现在大便每天 3~4 次,有时候有黏液脓血。

医生:这 2 种药你怎么用的?

患者:口服的每天 4g,栓剂每天 2 次。

医生:做过肠镜检查吗?

患者:做过,这是报告[溃疡性结肠炎(活动期,直肠型)]。医生,我听有的人说复方甲硝唑栓也可以治疗这个病,我可以用吗?

医生:这个药治疗溃疡性结肠炎的效果不是很确切,我建议你把该栓剂改成氢化可的松灌肠液。

患者疑问:溃疡性直肠炎患者可以用复方甲硝唑栓吗?

专家解答:复方甲硝唑栓为复方制剂,主要成分是甲硝唑、人参茎叶皂苷及维生素 E。人参茎叶皂苷和维生素 E 具有促进黏膜、皮肤创伤愈合的作用,甲硝唑对大多数厌氧菌具强大抗菌作用,有医生对溃疡性直肠炎患者应用该栓剂治疗,但确切效果还需要进一步证实。

5. 免疫抑制剂

什么是免疫抑制剂?

病例简介:邱某,女,31 岁,确诊溃疡性结肠炎 5 年余,长期口服美沙拉嗪肠溶片、糖皮质激素治疗效果不理想,黏液脓血便、大便次数、腹痛症状持续存在。电子结肠镜检查提示左半结肠黏膜充血水肿糜烂,美沙拉嗪肠溶片、糖皮质激素联合中药治疗无效,前来就诊。

患者:大夫,您好! 我得溃疡性结肠炎怎么老也治不好呢? 我也是规律规范用药的啊。

医生:就是存在部分患者应用美沙拉嗪肠溶片、激素效果不好。这么长时间仍然不缓解,建议你做整体评估后应用免疫抑制治疗一下,如何?

患者:哎呀,要用免疫抑制剂啦,听着就可怕。

医生:不要担心,你现在是考虑应用免疫抑制的时候了。不能谈虎色变。

患者疑问:什么是免疫抑制剂?

专家解答:免疫抑制剂,顾名思义就是对机体的免疫反应具有抑制作用的药物。它能抑制与免疫反应有关细胞(T细胞和B细胞等巨噬细胞)的增殖和功能发挥,从而降低抗体免疫反应。免疫抑制剂有很多种类,包括前面提到的激素也有免疫抑制作用,这里所说的免疫抑制剂包括传统的免疫抑制剂(如6-巯嘌呤、硫唑嘌呤、甲氨蝶呤等)和新型的免疫制剂(如环孢素、他克莫司、吗替麦考酚酯等)。常用于溃疡性结肠炎的有硫唑嘌呤或6-巯嘌呤、甲氨蝶呤、环孢素。其中硫唑嘌呤和6-巯嘌呤是最早应用也是目前最有效和应用得最多治疗溃疡性结肠炎的首选免疫抑制药。

免疫抑制剂适合哪些患者?

病例简介:安某,男,31岁,确诊重度溃疡性结肠炎1年余,1年来规范应用美沙拉嗪肠溶片、糖皮质激素治疗效果不理想,寻求专家诊疗由外地来诊。

患者:您好!我是从河北来的,得溃疡性结肠炎1年多了,我是在某医科大学附属医院用的激素和美沙拉嗪肠溶片治疗的,这是我住院期间的住院病历复印件,这是医嘱复印件。

医生:现在大便怎么样?

患者:每天15~16多次吧。总是拉不尽,还都是黏液脓血便。肚子天天痛。一直在便血,鲜红的,几乎没有黏液。

医生:根据你的情况,建议你做整体评估后应用免疫抑制剂治疗。

患者:像我这样的适合应用免疫抑制剂吗?

患者疑问:免疫抑制剂适合哪些患者?

专家解答:具体来说,免疫抑制剂可用于:①减轻或消除患者对糖皮质激素的依赖;②氨基水杨酸和糖皮质激素治疗均无效或疗效欠佳的患者;③氨基水杨酸维持缓解无效的患者;合并瘘管的患者;④糖皮质激素治疗、诱导缓解后复发的患者;⑤糖皮质激素依赖患者的诱导及维持缓解。

应用免疫抑制剂治疗溃疡性结肠炎的剂量如何确定?

病例简介:安某,男,31岁,确诊重度溃疡性结肠炎1年余,1年来规范应用美沙拉嗪肠溶片、糖皮质激素治疗,效果不理想,寻求专家诊疗由外地来诊,经门诊收住院,评估后建议应用免疫抑制剂,患者及家属同意知情应用免疫抑制剂。

患者:你说我用免疫抑制剂,用哪种呢?

医生:目前考虑应用6-巯嘌呤。这个药要根据体重计算用量,你多重啊?

患者:今早晨测得体重是 60kg 啊。

医生:哦,那就体重乘以 0.75mg/(kg·d),就是每天 45mg。

患者疑问:应用免疫抑制剂治疗溃疡性结肠炎的剂量如何确定?

专家解答:在欧洲共识意见中推荐的硫唑嘌呤目标剂量范围是 1.5~2.5mg/(kg·d)。有人认为,亚裔人种剂量宜偏小,如 1mg/(kg·d)。6-巯嘌呤在欧洲共识意见中推荐的目标剂量范围是 0.75~1.5mg/(kg·d)。甲氨蝶呤口服,每周 10~15mg,于 3 天内分次连续服,或 2~5mg/d,分 2~3 次服,7~14 天为 1 个疗程;静脉注射:每次 25~50mg,每周 1 次,显效后减量为每月 25~50mg。环孢素用于重度溃疡性结肠炎的抢救治疗,环孢素 A 静脉滴注,剂量是 4mg/(kg·d),服用 7~8 天;有效后改口服,剂量是 5~6mg/(kg·d),相当于静脉滴注 2mg/(kg·d)。

应用免疫抑制剂治疗溃疡性结肠炎多长时间起效?

病例简介:贺某,男,40 岁,确诊重度溃疡性结肠炎 2 年余,1 年来规范应用美沙拉嗪肠溶片、糖皮质激素治疗,效果不理想,10 天前症状突然加重,现来诊。

医生:现在评估后你可以应用免疫抑制剂。考虑到你目前症状明显,病情非常严重,建议你应用。

患者:免疫抑制剂网上说有好多种,哪种适合我呢?

医生:正是鉴于你目前病情非常严重,考虑到药物起效的速度,像硫唑嘌呤起效慢,这显然不合适,建议你应用环孢素,环孢素起效快,有利于你病情迅速缓解。

患者:那这些药用了多长时间可以起效呢?

患者疑问:应用免疫抑制剂治疗溃疡性结肠炎多长时间起效?

专家解答:免疫抑制剂一般起效相对缓慢,6-巯嘌呤和硫唑嘌呤是嘌呤代谢的拮抗剂,是目前临床上最广泛应用于溃疡性结肠炎治疗的免疫抑制剂。这 2 种药物起效很缓慢,大多需要 2 个月以上,往往联合使用激素和生物制剂。环孢素起效较快,一般 1 周内起效。

免疫抑制剂的副作用有哪些？

病例简介：张某，女，30 岁，确诊重度溃疡性结肠炎 2 年余，10 天前患者应用硫唑嘌呤治疗，治疗 5 天后出现皮肤轻度瘙痒、低热，症状持续加重，现前来就诊。

医生：你应用硫唑嘌呤期间还使用其他的药物了吗？

患者：没有，就是在原来药物的基础上新加了个硫唑嘌呤。

医生：症状越来越明显吗？

患者：是的，红疹子起得比以前多多了，连头发里都起了，越来越痒，都睡不着觉，还夜间发低热，都在 37.6℃左右。

医生：目前主要考虑是免疫抑制剂硫唑嘌呤造成的。

患者疑问：硫唑嘌呤的副作用有哪些？

专家解答：嘌呤类免疫抑制剂的副作用主要有以下四大类。①最常见的副作用是过敏反应，通常发生于治疗早期（治疗 2~3 周），可能由药物本身引起，表现为发热、皮疹、关节痛、恶心、腹泻、肝炎等，发生率约为 5%。②与剂量相关的毒性，主要是骨髓抑制作用，表现为外周血白细胞减少、贫血、血小板减少，其中以白细胞减少最多见。肝功能损害中，表现为碱性磷酸酶升高，转氨酶多轻度升高。亦有报道称会导致胰腺炎，但少见（低于 5%）。③关于肿瘤的发生：6-巯嘌呤和硫唑嘌呤的长期应用可能会增加恶性肿瘤（尤其是淋巴瘤）的发生，患淋巴瘤的风险增加 5 倍，应用嘌呤类药物治疗会增加患非黑色素瘤皮肤癌的风险。④对妊娠的影响：可导致胎儿发生发育迟缓、颅缝早闭、肢端缺陷或缺失等畸形。

中医药能否消除免疫抑制剂的副作用？

病例简介：牛某，男，49 岁，确诊重度溃疡性结肠炎 5 年余，6 天前患者应用硫唑嘌呤治疗，治疗 4 天后出现恶心、腹泻、发热等症状，现前来就诊。

患者：我现在应用硫唑嘌呤后出现副作用了，怎么办啊。恶心、大便次数稀溏，还有发热，都在 37.5℃左右，全身没力气，不想吃饭。

医生：伸舌头我看看，摸摸脉（舌淡红，苔薄白，双手脉均无力）

患者：我这是啥证候啊？吃点中药能不能消除这些副作用啊？

医生：目前主要考虑是中气不足造成的气虚发热，建议你应用补中益气汤加减。用中药治疗是可以消除一些免疫抑制剂的副作用的。

3天后门诊复诊，患者诉病情明显好转，大便次数减少，乏力怕冷等症状明显好转。

患者疑问：中医药能否消除免疫抑制剂的副作用？

专家解答：结合目前相关临床经验，对于免疫力低下，症状突出、体质羸弱、不能耐受抗生素或者过敏者，应用中医药治疗是可以改善患者症状、提高免疫力的，乃至起到抗菌消炎的目的，从而使很多难治的、反复持续感染不能缓解的患者受益。慢性复发型溃疡性结肠炎患者中常常应用免疫抑制药，但用药后常出现胃肠道刺激症状及白细胞、血小板下降或肝功能受损等，使患者难以坚持治疗，甚至被迫停药，配合应用中药治疗，以健脾益气，和胃调肝法可以减轻症状，改善全身状况，使其能坚持西医治疗。如人参健脾丸和补中益气汤加减，可以调整全身机体功能，扶正气，以增强抵抗力。

不适合使用免疫抑制剂的患者能否采用中医药治疗？

病例简介：孙某，女，44岁，溃疡性结肠炎病史10年余，间断口服美沙拉嗪肠溶片、糖皮质激素治疗，过敏体质，对多种免疫抑制剂过敏，目前大便2~3次/天，腹痛，少量黏液脓血，患者要求口服中药治疗。

患者：溃疡性结肠炎10年多了。吃的美沙拉嗪肠溶片、强的松，我是过敏体质，对多种免疫抑制剂过敏，所以想吃中药试试。我现在大便每天2~3次。有黏液脓血，也有拉不尽的感觉。肚子有时候有点疼。

医生：伸舌头我看看（舌暗红，苔黄腻）。给你把把脉（脉细数）。最近做过肠镜等检查吗？

患者：3个月前做的，你看看（大便常规＋潜血：白细胞5~7个/HP，红细胞4~6个/HP，潜血＋，结肠镜检查提示广泛结肠黏膜糜烂出血，乙状结肠存在浅溃疡）。

医生：可以应用中医药治疗试试，中药需要坚持吃，坚持吃才能发挥更好的效果。

患者疑问：不适合使用免疫抑制剂的患者能否采用中医药治疗？

专家解答：部分反复应用美沙拉嗪、糖皮质激素治疗效果不理想的慢性复发型溃疡性结肠炎患者，常常需要免疫抑制剂治疗，但是临床中实际存在着不适合应用或者存在应用禁忌证的患者,这部分患者通过中医辨证论治,辨证为寒热错杂、湿热瘀阻证,应用乌梅丸等方剂加减,往往取得满意效果,为这类患者提供了一条充满希望的道路。

硫唑嘌呤片适合哪些患者?

病例简介:袁某,女,38 岁,溃疡性结肠炎病史 8 年,长期口服美沙拉嗪肠溶片及醋酸泼尼松片治疗,多次激素减量后复发,目前口服美沙拉嗪肠溶片 4g/d,醋酸泼尼松片 10mg/d,大便再次增加到 4~5 次 / 天,有黏液脓血。

患者:医生,这 2 周激素减到每天 10mg 了,但是大便次数又增多了。现在大便每天 4~5 次,黏液脓血也比以前多了。

医生:以前激素减量后也会复发吗?

患者:嗯,减了好多次,每次只要一减下来,大便次数就又增多了。

医生:那你这是激素依赖了。

患者:那怎么办? 再把激素加上去吗?

医生:你也不能依靠激素来维持缓解,我建议你用加上中药和硫唑嘌呤一起吃试试。

患者:这是什么药?

医生:这是一种免疫抑制剂,比较适合你这种激素依赖的患者。

患者疑问:硫唑嘌呤片适合哪些患者?

专家解答:硫唑嘌呤片主要用于糖皮质激素依赖或抵抗患者。适用于采用糖皮质激素治疗无效的患者;或者糖皮质激素药物减量后复发及停用糖皮质激素药物 6 周内复发的患者。

应用硫唑嘌呤片需要定期做哪些检查? 还须检测嘌呤类药物甲基转移酶活性吗?

病例简介:高某,男,46 岁,溃疡性结肠炎病史 12 年,长期口服激素治疗,间断经静脉激素冲击治疗,效果均不明显,后改用硫唑嘌呤,症状逐渐改善,目前已服用 1 年,复诊。

医生:那挺不错的,现在硫唑嘌呤吃了多长时间了?

患者:吃了 1 年了。我听有的人说吃这个药需要查一个什么酶的活性,你看需要查吗？

医生：你说的是嘌呤类药物甲基转移酶活性吧。

患者疑问：应用硫唑嘌呤片需要定期做哪些检查？还须检测嘌呤类药物甲基转移酶活性吗？

专家解答：①在开始用药的8周内每周行血常规检查，8周后至少3个月做1次血常规化验。如果患者出现喉咙痛或其他感染征象，应及时去医院就诊查血常规。②对于溃疡性结肠炎患者，测定嘌呤类药物甲基转移酶并非一定必要。研究表明，硫唑嘌呤治疗炎性肠病出现骨髓抑制的患者，大部分没有嘌呤类药物甲基转移酶基因突变。

硫唑嘌呤片有哪些不良反应？

病例简介：杨某，男，46岁，溃疡结肠炎病史8年，规律口服美沙拉嗪肠溶片及美沙拉嗪灌肠维持缓解，近半年来再次复发，先后使用醋酸泼尼松片口服，甲强龙静脉滴注，效果不明显，遂来就诊。

患者：您好！我是溃疡性结肠炎患者。刚开始的时候用的是美沙拉嗪肠溶片，口服的和灌肠的都一起用，控制得也还行。但是从去年复发后效果就不怎么好了。医院给开过口服的激素和静脉用的激素都没有用。

医生：你这是重度溃疡性结肠炎啊，用激素一点效果都没有吗？

患者：嗯，用了过后大便次数和黏液一点儿都没有减少。

医生：你这可能是有激素抵抗性溃疡性结肠炎，可以考虑加用中药和硫唑嘌呤治疗试试。

患者：这个药副作用大吗？

医生：有一定的副作用，主要是骨髓抑制、白细胞减少、肝功能损害，等等。

患者疑问：硫唑嘌呤片有哪些不良反应？

专家解答：硫唑嘌呤片的不良反应与6-巯嘌呤相似，但毒性稍轻，可致骨髓抑制、肝功能损害、畸胎，亦可发生皮疹，偶见肌萎缩。白细胞减少症会突然出现，肝脏毒性和胰腺毒性不常见。不耐受的主要症状是感冒样症状（肌痛、头痛、腹泻），发生在服药2~3周后，停药后很快消失。尽管硫唑嘌呤是维持缓解的主要药物之一，但是28%的患者会出现不良反应。幸运的是对这个药物如果可以耐受3周以上，大部分可以继续治疗下去。研究表明，硫唑嘌呤短期治疗不会增加淋巴瘤或其他肿瘤的危险性。因此，溃疡性结肠炎患者应用硫唑嘌呤的益处明显大于患淋巴瘤的危险。

甲氨蝶呤可以治疗溃疡性结肠炎吗?

病例简介:魏某,男,48 岁,溃疡性结肠炎病史 8 年,长期口服美沙拉嗪颗粒,间断使用激素治疗,病情反复发作,外院予甲氨蝶呤治疗。

患者:刚开始的时候用的美沙拉嗪颗粒,后面又加了泼尼松片,2 周前我们当地医院又给我加了甲氨蝶呤。

医生:哦,现在还是控制得不好吗?

患者:嗯,我都怀疑甲氨蝶呤这个药能治这个病吗?

医生:这个药不是治疗溃疡性结肠炎的常规药物,疗效也不是很确定,你可以吃够 2~3 个月,要是还没效果的话就换其他免疫抑制剂吧。

患者疑问:甲氨蝶呤可以治疗溃疡性结肠炎吗?

专家解答:目前很多医生都在使用,但是疗效还不确定,也不是治疗溃疡性结肠炎的常规药物。对溃疡性结肠炎,指南不推荐单用甲氨蝶呤诱导或者维持缓解。

甲氨蝶呤有哪些不良反应? 需要定期做哪些检查吗?

病例简介:魏某,男,48 岁,溃疡性结肠炎病史 8 年,长期口服美沙拉嗪肠溶片,间断使用激素治疗,病情反复发作,外院予甲氨蝶呤治疗。

患者:那这个甲氨蝶呤有什么副作用吗?

医生:吃这个药可能出现骨髓抑制、肺纤维化和一些消化道症状,等等。

患者:那要是我接着吃这个药,出现这些副作用怎么办?

医生:咱们每 2 周查一下血,要是副作用不明显的话,可以吃叶酸片来治疗,要是副作用太严重,就得停药,可考虑加中药治疗。

患者疑问:甲氨蝶呤有哪些不良反应? 怎么办? 需要定期做哪些检查吗?

专家解答:甲氨蝶呤的不良反应主要表现在 6 个方面:①胃肠道反应,包括口腔炎、咽喉炎、恶心、呕吐、腹痛、腹泻、消化道出血、食欲减退等。②肝功能损害,包括黄疸、丙氨酸氨基转移酶、磷酸酶、γ-谷氨酰转肽酶等增高,长期口服可导致肝细胞坏死、纤维化甚至肝硬化。③大剂量应用时,由于本品和其代谢产物沉积在肾小管致高尿酸血症肾病,出现血尿、蛋白尿、尿少、氮质血症甚或尿毒症。④长期用药可引起咳嗽、气短、肺炎或肺纤维化。⑤有骨髓抑制：主要为白细胞和血小板减少，长期口服小剂量可导致明显骨髓重抑制，贫血和血小板下降而伴皮肤或内脏出血。⑥脱发、皮肤发红、瘙痒或皮疹。⑦白细胞低下时可并发感染。

出现不良反应时，可在医生的指导下同时服用叶酸(5mg)2~3 次 / 天(与甲氨蝶呤分开服用)以减轻毒副作用。

由于甲氨蝶呤具有骨髓抑制和肝肾功能损害等副作用，建议服用该药需要至少每月复查 1 次血常规、肝肾功能。

使用甲氨蝶呤时应注意什么？

病例简介：杜某，女，38 岁，溃疡性结肠炎病史 7 年，长期口服美沙拉嗪肠溶片及激素治疗，半年前复发后，治疗效果欠佳，外院加用甲氨蝶呤治疗，现患者打算生育二胎，遂就诊。

患者：刚开始的时候吃美沙拉嗪肠溶片和激素，半年前又加了甲氨蝶呤。我们打算要二胎，你看可以吗？

医生：现在肯定不行，这个药有一定的致畸作用，至少得等停药半年到 1 年后再考虑，我给你加用中药治疗，慢慢将你的甲氨蝶呤停用。

患者：哦，那我吃这个药还有其他需要注意的问题吗？

患者疑问：使用甲氨蝶呤时应注意什么？

专家解答：①本品的致突变性、致畸性和致癌性较烷化剂为轻，但长期服用后，有潜在地导致继发性肿瘤的危险。②对生殖功能的影响，虽也较烷化剂类抗癌药为小，但亦可导致闭经和精子减少或缺乏，尤其是在长期应用较大剂量后，但一般不严重，有时呈不可逆性。③全身极度衰竭、恶液质或并发感染及心、肺、肝、肾功能不全时，白细胞低于 3.5×10^9/L 或血小板低于 5.0×10^{12}/L 时禁用本品。④因本品有致畸作用及从乳汁排出，故服药期禁止怀孕及哺乳。

哪些患者适合用环孢素？

病例简介：卢某，女，52 岁，溃疡性结肠炎病史 20 年，长期口服美沙拉嗪肠溶片及泼尼松片维持缓解，1 个月前患者复发，大便 7~8 次 / 天，于外院住院治疗，住院期间予甲泼尼龙 60mg/d 静脉滴注治疗 5 天无效，医生建议使用环孢素治疗,家属携带病例来就诊咨询。

患者家属:我母亲得的是溃疡性结肠炎,现在在我们那边医院住院治疗。平时都吃美沙拉嗪肠溶片和泼尼松片。以前 直控制得挺好的。但是1个月前不知道怎么一下又加重了,在我们那边医院住院给用了5天的甲泼尼龙静点,也没有效果,那边医生建议试试环孢素。医生,我想问问像她这种情况需要使用环孢素吗?那边医生说这个药毒性挺大的。

医生:嗯,像她这种重度溃疡性结肠炎激素冲击治疗无效的患者可以考虑用环孢素静点试试,要是有效的话后面可以慢慢换成硫嘌呤类和中药的药物。

患者疑问:哪些患者适合用环孢素?

专家解答:作为难治性溃疡性结肠炎患者的拯救治疗措施,部分患者静脉用环孢素可快速起效,该药起效快,短期有效率可达60%~80%,但是因为毒性和缺乏长久性,它的应用存在争议。

环孢素胶囊的不良反应有哪些? 使用时应注意什么?

病例简介:胡某,女,49岁,重度溃疡性结肠炎病史12年,目前口服环孢素胶囊治疗,患者出现恶心、呕吐、牙龈增生等不良反应,遂来就诊。

患者:您好! 我得的是溃疡性结肠炎,现在在吃环孢素胶囊,吃了4个多月了。现在大便情况挺好的,每天2~3次,黏液脓血也不多,就是恶心呕吐比较厉害,牙龈也疼。

医生:张嘴看看。牙龈增生挺厉害的。

患者:医生,我这是怎么回事呀?

医生:你这是吃环孢素引起的不良反应,我给你加用一些中药进行治疗,尽快停药,停药后就会好的。咱们再抽个血,看看肾功能有没有问题。

患者疑问:环孢素胶囊的不良反应有哪些? 使用时应注意什么?

专家解答:①不良反应:较常见的有厌食、恶心、呕吐等胃肠道反应,牙龈增生伴出血,约1/3用药者有肾毒性,可出现血清肌酐、尿素氮增高,肾小球滤过率等肾功能损害,高血压等。牙龈增生一般可在停药6个月后消失。慢性、进行性肾中毒多于治疗后约12个月发生。②本品已引起肾功能不全或有持续负氮平衡,应立即减量或至停用。若发生感染,应立即用抗生素治疗,本品亦应减量或停用。对本品过敏者禁用。本品的剂量常因个体差异、用本品后的血药浓度不相同而并不完全统一,小儿对本品的清除率较快,故用药剂量当加大。本品应在遮光、密封、阴凉处保存。这个药物很少持续应用 6 个月以上，它的主要任务是过渡到嘌呤类药物治疗。

使用环孢素时应定期检查哪些指标？

病例简介：胡某，女，49 岁，重度溃疡性结肠炎病史 12 年，目前口服环孢素胶囊治疗，患者出现恶心、呕吐、牙龈增生等不良反应，遂于笔者处行中药治疗，复诊。

医生：环孢素胶囊这个药有肾毒性，你一定要定期查血，检测肾功能、血常规等。我建议你也再去查查这个药物浓度。

患者：需要多长时间监测一次呢？

患者疑问：使用环孢素时应定期检查哪些指标？

专家解答：在治疗 0、1、2 周时监测血压、全血细胞计数、肾功能和环孢素浓度，以后每个月 1 次。治疗前检查胆固醇和镁离子浓度。

溃疡性结肠炎患者可以用雷公藤多苷片吗？

病例简介：赵某，女，46 岁，重度溃疡性结肠炎病史 5 年，长期于我门诊就诊口服中药、美沙拉嗪肠溶片以及中药灌肠维持缓解，2 周前患者病情复发，想使用雷公藤多苷片治疗，遂来复诊。

患者：医生，我听有人说雷公藤多苷片治疗这个病的效果挺好的，你看我适合用吗？

医生：这个药对溃疡性结肠炎有一定的疗效，但是还不是很确切，而且你现在还没必要用这类药物。

患者疑问：溃疡性结肠炎患者可以用雷公藤多苷片吗？

专家解答：雷公藤多苷片具有较强的抗炎及免疫抑制作用。在抗炎作用方面，它能拮抗和抑制炎症介质的释放及实验性炎症及关节炎的反应程度。在抑制免疫作用方面，它能抑制 T 细胞功能，抑制延迟型变态反应，抑制白介素-1 的分泌，抑制分裂源及抗原刺激的 T 细胞分裂与繁殖。因此，将本品试用于溃疡性结肠炎治疗，部分患者有一定疗效；尤其是对于部分难治性溃疡性结肠炎患者，但还需要更多临床研究。

使用雷公藤多苷片时要注意什么？

病例简介：吴某，女，40岁，溃疡性结肠炎病史6年，规律服用美沙拉嗪肠溶片治疗，1周前当地医院加用雷公藤多苷片效果仍不明显，为求中药治疗来就诊。

患者：我刚开始的时候吃美沙拉嗪肠溶片效果不怎么好，上周我们当地医院又加了雷公藤多苷片。感觉还是没什么好转，每天大便还是有3~4次，也有点黏液脓血。

医生：最近做过肠镜检查吗？

患者：做过，这是报告［溃疡性结肠炎（活动期，全结肠型）］。那雷公藤多苷片还吃吗？我听说这个药副作用挺多的。

医生：接着吃吧，这个药可能会引起你月经紊乱、血小板减少和一些胃肠道反应。

患者疑问：使用雷公藤多苷片时要注意什么？

专家解答：孕妇忌服。服此药时应避孕。老年有严重心血管病者慎用。偶有胃肠道反应，可耐受。罕有血小板减少，且程度较轻，一般无需停药。可致月经紊乱及精子活力降低，数量减少，上述不良反应停药多可恢复正常。尽量在饭后服用。

溃疡性结肠炎患者为什么可以用沙利度胺？有效剂量是多少？

病例简介：刘某，女，45岁，溃疡性结肠炎病史5年，长期于笔者处就诊，口服中药及美沙拉嗪肠溶片维持治疗，1周前患者病情复发，大便3~4次/天，有少量黏液脓血，打算加用沙利度胺治疗，遂来就诊。

患者：医生，我听说沙利度胺可以治这个病，好像效果还不错，我可以用吗？

医生：沙利度胺对这个病是有一定的疗效，但是目前还不是常规用药，用药的时间、剂量都不是很明确，我建议你暂时不要用。

患者疑问：炎性肠病患者为什么可以用沙利度胺？有效剂量是多少？

专家解答：沙利度胺具有免疫调节、抗炎和抗血管生成作用，因此对炎性肠病患者有一定的疗效，目前已有动物实验有效的报道，但临床应用较少，有文献报道其有效剂量为 200mg/d。

6. 生物制剂

英夫利西单抗是一种什么样的药物？

病例简介:李某,女,53 岁,确诊重度溃疡性结肠炎 2 年余,口服美沙拉嗪肠溶片、糖皮质激素、免疫抑制剂无效,外院建议生物制剂治疗,前来就诊。

患者:您好! 我是溃疡性结肠炎患者,2 年多了,口服美沙拉嗪肠溶片、糖皮质激素、免疫抑制剂都无效,在某医院,专家建议前来进行生物制剂治疗,请麻烦仔细给看一下。

医生:看你目前情况,是需要进行生物制剂治疗了。

患者:说实话我没怎么听说过这种药啊。

医生:目前在中国应用得最多的生物制剂,就是英夫利西单抗了,当然还有阿达木单抗等。

患者:这种药作用机制一定很复杂吧,一般老百姓不明白啊。

患者疑问:英夫利西单抗是一种什么样的药物?

专家解答:英夫利西单抗(Infliximab,IFX,商品名类克)是临床主要应用的生物制剂,它是一种嵌合型 IgG1 单克隆抗体。其序列中,75% 为人源性,25% 为鼠源性。英夫利西能与肿瘤坏死因子(tumor necrosis factor,TNF)发生高亲和性、高特异性结合。它可以特异性地结合可溶性及膜结合性 TNF-α,从而抑制 TNF-α 引起的免疫及炎性反应,从而起到抗炎的作用。

英夫利西单抗的疗效如何？

病例简介:平某,女,29 岁,确诊重度溃疡性结肠炎 3 年余,口服美沙拉嗪肠溶片、糖皮质激素、免疫抑制剂无效,外院建议进行生物制剂治疗,前来就诊。

患者:您好! 我是外地溃疡性结肠炎患者,已经 3 年多了,最近在某医院建议我应用英夫利西单抗治疗。这是我的病情记录和用药情况,这是化验结果等。

医生:你的确可以应用英夫利西单抗试试。

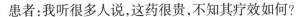

患者:我听很多人说,这药很贵,不知其疗效如何?

患者疑问:英夫利西单抗的疗效如何?

专家解答:有研究表明,用英夫利西单抗治疗可以让大部分患者内镜表现改善、病理活动指数明显下降,也可以迅速让患者的溃疡达到黏膜愈合的水平,甚至降低手术概率,改善患者预后。国外研究已肯定其疗效,我国对本药的应用正在推广。

生物制剂适合哪些患者?

病例简介:孙某,女,45 岁,确诊重度溃疡性结肠炎 2 年余,口服美沙拉嗪肠溶片、糖皮质激素、免疫抑制剂无效,外院建议进行生物制剂治疗,前来就诊。

患者:您好!我是山东的溃疡性结肠炎患者,患病 2 年多了。在某医院,专家建议进行生物制剂治疗。您也这样认为吗?

医生:看目前情况,你的确是需要进行生物制剂治疗了。因为现在你口服美沙拉嗪肠溶片、糖皮质激素、免疫抑制剂都无效,需要试试生物制剂——英夫利西单抗,以减少外科手术的可能。

患者:我想进一步了解下生物制剂适合什么样的患者。

患者疑问:生物制剂适合哪些患者?

专家解答:当激素和免疫抑制剂治疗无效或激素依赖或不能耐受上述药物治疗时,而没有明显应用禁忌的患者,可考虑生物制剂(英夫利西单抗)治疗,从而减少手术概率。

如何应用生物制剂治疗溃疡性结肠炎?

病例简介:白某,男,56 岁,确诊重度溃疡性结肠炎 6 年余,目前病情需要应用英夫利西单抗治疗,为了解情况,前来就诊。

患者:您好!我是溃疡性结肠炎患者,现在想了解一下英夫利西单抗的相关问题。我听说这个药要根据体重算?

医生:是的,这个药的用药量是根据体重计算的。

患者:那这个药要打几次啊?

医生:最基本的是第 0 周、2 周、6 周各给药 1 次,作为诱导缓解,之后每间隔 8 周给予相同剂量维持缓解。

患者:那挺贵的吧。

医生:粗略估计得十万左右。

患者疑问:如何应用英夫利西单抗治疗溃疡性结肠炎?

专家解答:治疗前,患者应接受结核菌素皮试。如有潜伏期结核病,应先进行抗结核治疗。美国胃肠病学会推荐以英夫利西单抗 5mg/kg 静脉滴注,分别在第 0 周、2 周、6 周给药作为诱导缓解,之后每间隔 8 周给予相同剂量维持缓解。对于开始有反应之后反应下降者,应增加剂量至 10mg/kg,或者维持原剂量但间隔时间为 4~7 周 1 次治疗;完全缓解后才减激素及免疫抑制剂用量,对于维持应用 1 年以上,保持临床没有应用激素而缓解、黏膜愈合、C 反应蛋白正常的患者可以停用,停用后可继续应用免疫抑制剂。本药静脉滴注时间不得少于 2 小时,输液装置上应配有一个内置的、无菌、无热源、低蛋白结合率的滤膜(孔径小于或等于 1.2μm)。滴注时本药的最终浓度应在 0.4~4mg/ml 之间,配制的溶液须在 3 小时内使用。

生物制剂的副作用有哪些?

病例简介:秦某,女,50 岁,确诊重度溃疡性结肠炎 5 年余,10 天前患者应用英夫利西单抗治疗,治疗当天后出现低血压、心悸、心动过缓,经抢救治疗好转。

医生:你以前对药物过敏吗?

患者:是的,我以前用很多药会过敏,属于过敏体质吧。现在仍然全身乏力,停药后心慌好点了。你说我这是英夫利西单抗的不良反应吧?

医生:目前主要考虑是英夫利西单抗造成的。

患者疑问:生物制剂的副作用有哪些?

专家解答:①诱发和加重感染:常见的是呼吸道感染,如支气管炎、窦道感染、感冒、咽喉发炎。②肿瘤。③心血管系统:可见面部潮红、血肿、高血压、低血压、心悸、心动过缓,大剂量英夫利西单抗增加充血性心力衰竭的危险性,尤其在心功能很差的患者中。④过敏反应。⑤神经系统。⑥肝脏:可见肝功能异常、肝细胞损害、黄疸、肝炎、乙型肝炎再活化和肝衰竭。⑦胃肠道:可见消化不良、恶心、呕吐、腹痛、腹泻、便秘、肠梗阻。⑧血液:个别病例有白细胞减少、中性粒细胞减少、全血细胞减少、皮肤及全身性血管炎等。⑨皮肤:局部皮肤瘙痒。⑩免疫系统:可出现狼疮样综合征。

中医药能否消除生物制剂的副作用?

病例简介:杨某,男,44岁,确诊重度溃疡性结肠炎5年余,6天前患者应用英夫利西单抗治疗,治疗4天后出现恶心呕吐,现前来就诊。

患者:我现在应用英夫利西单抗后出现副作用了,怎么办啊? 恶心、呕吐,还有发热,都在38℃左右,全身没力气,心烦,想发火。

医生:你大便多少次啊? 味大吗? 水样? 糊状?

患者:每天1~2次,味大得很,糊状。我想吃点中药,中药能不能消除一下这个药物的副作用呢?

医生:伸舌头我看看,摸摸脉(舌红,苔黄腻,双手脉象弦数)。目前中医主要考虑是肝胆湿热造成的,建议应用龙胆泻肝汤加减治疗。

3天后门诊复诊,患者诉病情明显好转。

患者疑问:中医药能否消除生物制剂的副作用?

专家解答:国内中西医结合专家的共识是应用中西医结合治疗溃疡性结肠炎,可明显减少生物制剂的用量及疗程,降低相关药物毒性反应。中医通过辨证论治可以明显减少副作用的发生、减轻患者症状,增加患者应用生物制剂的依从性,在以上方面,中医有着独特优势。

不适合使用生物制剂的患者能否采用中医药治疗?

病例简介:周某,女,50岁,工人,溃疡性结肠炎病史10年余,间断口服美沙拉嗪肠溶片、糖皮质激素治疗,无效,家庭条件限制,无法承受英夫利西单抗治疗的费用,目前大便4~5次/天,腹痛,少量黏液脓血,患者要求口服中药治疗。

患者:我得溃疡性结肠炎10年多了。吃的美沙拉嗪肠溶片、强的松,某西医专家建议我应用英夫利西单抗,我是工人,1个月千把块钱,承受不起费用,所以想吃中药试试,你就"死马当做活马医"吧。我现在大便每天4~5次,有黏液脓血,肛门有热辣辣的感觉。

医生:伸舌头我看看(舌红,苔薄黄偏腻)。给你把把脉(脉细数)。最近做过肠镜检查吗?

患者:刚在某医院做的,你看看(结肠镜检查提示乙状结肠直肠黏膜糜烂出血,伴见浅溃疡形成)。你给开个中药方吧。

医生:你的病情,结合我的临床经验,考虑为寒热错杂,湿热瘀阻证,可以选用我的经验方——清肠温中方加减。

患者疑问:不适合使用生物制剂的患者能否采用中医药治疗?

专家解答:许多难治性溃疡性结肠炎患者限于身体状况、经济条件等因素,生物制剂不是患者最终选择,此时应用中西医结合治疗可起到改善症状、缓解病情的作用,但是如果应用中西医结合治疗仍不能改善病情,建议必要时外科手术治疗。

停用英夫利西单抗后,若疾病复发,治疗还有效吗?

病例简介:王某,男,38岁,重度溃疡性结肠炎5年,2年前曾接受英夫利西单抗治疗,目前疾病再次复发,遂来就诊。

患者:最近好像又复发了。大便每天3~4次。黏液脓血不多。

医生:你英夫利西单抗治疗停了多长时间了?

患者:差不多2年了。

医生:现在还在吃什么药?

患者:现在在吃美沙拉嗪肠溶片和硫唑嘌呤。医生,要是我再用英夫利西单抗治疗怎么样? 有效果吗?

医生:应该还是有效的,但是现在还没必要,咱们先观察观察再说。

患者疑问:停用英夫利西单抗后,若疾病复发,治疗还有效吗?

专家解答:使用英夫利西单抗维持治疗期间复发者,查找原因,如为剂量不足可增加剂量或缩短给药间隔时间;如为抗体产生可换用其他生物制剂。对停用英夫利西单抗后复发者,再次使用可能仍然有效。

7. 干细胞移植

什么是干细胞移植?

病例简介:吴某,女,55岁,确诊重度溃疡性结肠炎15年余,口服美沙拉嗪肠溶片、糖皮质激素、免疫抑制剂无效,外院建议行干细胞治疗。

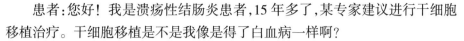

患者:您好！我是溃疡性结肠炎患者,15年多了,某专家建议进行干细胞移植治疗。干细胞移植是不是我像是得了白血病一样啊?

医生:哈哈,你想得有点多了,但是干细胞移植的原理有相似之处。

患者:我这个干细胞是不是需要找个供体啊。

医生:那是当然。

患者:也像白血病一样需要配型?

医生:一般溃疡性结肠炎的干细胞移植都是自体移植,自体移植就不需要了。

患者疑问:什么是干细胞移植?

专家解答:干细胞是具有自我复制和多向分化潜能的原始细胞,是机体的起源细胞,是形成人体各种组织器官的原始细胞。在一定条件下,它可以分化成多种功能细胞或组织器官,医学界称其为"万用细胞"。干细胞移植治疗是把健康的干细胞移植到患者或自己体内,以达到修复病变细胞或重建功能正常的细胞和组织的目的。干细胞疗法就像给机体注入新的活力,是从根本上治疗许多疾病的有效方法。应用于溃疡性结肠炎的干细胞主要包括间充质干细胞和造血干细胞,还有脐血造血干细胞、单个核细胞、细胞因子诱导的杀伤细胞。

干细胞移植的疗效如何?

病例简介:冯某,女,42岁,确诊溃疡性结肠炎3年余,多方治疗无效,欲行干细胞移植,前来就诊。

患者:您好！我是来自山西的溃疡性结肠炎患者,已经3年多了,最近在网上看到应用干细胞移植治疗。想了解一下。干细胞移植是目前最先进的技术之一吧?

医生:是的。

患者:你说这么先进的技术,干细胞移植真的能完全治好溃疡性结肠炎吗?

医生:目前还不能完全治愈溃疡性结肠炎,但干细胞移植是可以缓解病情的,证明是有效的。

患者疑问:干细胞移植的疗效如何?

专家解答:根据干细胞移植治疗溃疡性结肠炎临床资料的相关数据进行

分析,干细胞移植治疗溃疡性结肠炎主要通过增强肠道上皮修复能力和调节肠道免疫等来发挥作用。研究表明自体骨髓干细胞移植能改善溃疡性结肠炎患者的腹泻、血便症状,改善电子结肠镜下表现,腹痛、发热症状及血红蛋白、血沉生化指标无明显改善。干细胞治疗后对患者进行临床症状和内镜的检查,可以看出患者的临床症状缓解率较高,内镜下观察患者的病灶部位可以看出炎性病灶明显好转,并且通过干细胞治疗后,患者远期疾病的复发率较低,死亡病例较少。尤其对于一些难治性溃疡性结肠炎,药物治疗并不能缓解其临床症状,且内镜下观察炎性病灶的恢复情况欠佳,但通过干细胞治疗后其临床症状缓解率较高,且内镜下观察炎性病灶恢复良好。

干细胞移植适合哪些患者?

病例简介:尉某,男,82岁,确诊重度溃疡性结肠炎30余年,近年多次因心力衰竭、肝功能异常住院治疗,溃疡性结肠炎经多次规范治疗无效,听说干细胞移植对溃疡性结肠炎有作用,前来咨询了解。

患者:您好!我是溃疡性结肠炎患者,30多年了,刚听说有个干细胞移植技术。那我能试试吗?

医生:不是每个人都能试的。看你年龄挺大的了。

患者:是啊,80多岁了。

医生:你有什么基础病吗?

患者:有。糖尿病、冠心病,前些天因为心衰还住院了呢。

医生:那你不适宜进行干细胞移植的。

患者疑问:干细胞移植适合哪些患者?

专家解答:干细胞移植是目前新兴的一种治疗严重的溃疡性结肠炎的方法,主要适用于:①重症溃疡性结肠炎患者;② 5-氨基水杨酸、糖皮质激素、免疫抑制剂治疗效果不佳的患者;③心、肝、肺、肾等主要器官功能正常。

如何应用干细胞移植治疗溃疡性结肠炎?

病例简介:令某,男,46岁,确诊溃疡性结肠炎6年余,目前病情需要应用干细胞移植治疗。

患者:干细胞移植是不是也要吸骨髓啊?

医生:不是像你说得那么恐怖的,需要从髂前上棘抽取部分骨髓,进行干细胞提取。

患者:还是啊,像得了白血病一样可怕。那怎么输进身体里?

医生:需要在血管造影下注入体内,相对来说还是很安全的。

患者疑问:如何应用干细胞移植治疗溃疡性结肠炎?

专家解答:①术前准备:在自体骨髓干细胞移植治疗的前2天,每晚6点给予患者1次集落细胞刺激因子4μg/kg,皮下注射;在术前1天行碘过敏试验。②骨髓干细胞采集及分离。③骨髓干细胞移植:在放射血管造影下插管至肠系膜上、下动脉,将分离后的骨髓干细胞悬液缓慢注入肠系膜上、下动脉。

各种干细胞治疗有何差异?

病例简介:于某,女,30岁,重度溃疡性结肠炎病史3年,先后使用美沙拉嗪肠溶片、大剂量激素、免疫抑制剂、英夫利西单抗治疗无效,遂来就诊。

患者:干细胞治疗是什么?

医生:干细胞治疗就是把从脐带血或骨髓中提取的干细胞打到你血管内来治疗这个病。

患者:那这2种有什么区别?

患者疑问:各种干细胞治疗有何差异?

专家解答:骨髓中的干细胞比外周血的干细胞更为原始,脐带血比骨髓更为原始。脐带血的干细胞自我繁殖能力最强,繁殖速度最快,骨髓次之,外周血最差;脐带血中干细胞的比率最大,骨髓次之,外周血最低;外周血中的干细胞更接近终端细胞或叫祖细胞或前体细胞。

干细胞治疗的安全性如何? 费用是多少? 治疗多长时间有效?

病例简介:张某,男,30岁,重度溃疡性结肠炎病史2年,先后使用美沙拉嗪肠溶片、大剂量激素、免疫抑制剂治疗无效,遂来就诊。

医生:你的病情挺重的,现在吃了这么多药都没用,可以考虑一下干细胞治疗。

患者:干细胞治疗有用吗?

医生:干细胞治疗是你目前最适合的治疗方案了,现在有报道说能够长期维持缓解,你可以去试试。

患者:大概多久能起效?

医生:一般 1 个月后就能起效。

患者:那安全性高吗?

医生:从现在的临床应用来看,还是比较安全的。

患者:那费用一般多少?

医生:费用在 30 000~50 000 元吧。

患者:哦,那我和家里人商量一下。

患者疑问:干细胞治疗的安全性如何? 费用是多少? 治疗多长时间有效?

专家解答:①正规医院有经验的专家采用合适的分离提取和回输方法,安全性是可以得到保障的。从目前临床应用情况来看,无论采取脐带血还是骨髓干细胞治疗,都没有出现过安全问题。②干细胞治疗的费用根据分离提取干细胞的方法、采用的试剂盒及回输方法的不同而不同,一般在 30 000~50 000元。③骨髓或者脐带血干细胞分离后经股动脉插管回输到结肠,然后在特定环境中转化为结肠干细胞,再分化成成熟的结肠黏膜上皮细胞,修复损伤的黏膜上皮,一般需要 1 个月以上的时间。

干细胞移植的不良反应有哪些?

病例简介:范某,女,50 岁,确诊重度溃疡性结肠炎 3 年余,1 天前患者进行干细胞移植治疗,当天治疗后出现造影穿刺部位血肿,经按压等措施后好转。

患者:都怪我乱动了,也没有好好按压,结果有血肿了。

医生:你不要自责,现在经过处理已经完全控制住了。关键在术后的护理上,和家属、患者的配合有关。

患者:这算是干细胞移植的副作用吧?

医生:从某种意义上说这是干细胞移植的不良事件。

患者疑问:干细胞移植的不良反应有哪些?

专家解答:干细胞移植最常见的不良反应为术后低热,胃肠道反应如恶心、呕吐、腹痛、局部感染、局部出血及血肿等。

中医药能否消除干细胞移植的副作用？

病例简介：王某，女，51岁，确诊溃疡性结肠炎5年余，3天前患者干细胞移植治疗，治疗1天后出现腹痛，腹痛剧烈，欲求中医配合改善病情。

患者：昨晚肚子真是疼啊。肚子疼痛，绞痛，用热水袋捂一下就感觉好一点，疼得我都想恶心、吐。1个多小时后才稍微好点。

医生：淀粉酶、心肌酶、心电图、立位腹平片等都查了吗？

患者：都查了，这是化验结果，都是阴性。

医生：伸舌头我看看，摸摸脉（舌淡红，苔薄白，脉沉细）。目前中医主要考虑是肝经虚寒造成的，建议应用暖肝煎加减治疗。

3天后门诊复诊，患者诉病情明显好转。

患者疑问：中医药能否消除干细胞移植的副作用？

专家解答：中医根据患者症状、舌脉表现辨证论治，能够较好地减少干细胞移植出现的不良反应。但是需要注意，在进入干细胞移植期间谨慎应用中药治疗，避免出现胃肠刺激、感染等机会性事件发生，但是在移植之后出现不良反应时可根据辨证论治采用中医药治疗，从而减轻症状、提高缓解率。

干细胞移植治疗后需要注意什么？

病例简介：徐某，男，34岁，重度溃疡性结肠炎病史3年，先后使用美沙拉嗪肠溶片、泼尼松片、硫唑嘌呤、英夫利西单抗治疗无效，后建议其行干细胞治疗。1个月前患者干细胞治疗后再次来复诊。

患者：医生，您好！我1个月前去做的干细胞治疗，现在大便次数在减少，每天5~6次，黏液脓血也少点。

医生：那还行，慢慢地会越来越好的。

患者：嗯，医生，我想问问你，我还需要继续口服泼尼松片那些药吗？

医生：还得接着吃，等到了临床缓解后，咱们再慢慢减药。

患者：那这段时间我还有什么需要注意的吗？那我还可以吃点中药调理吗？

医生：主要是注意调整好身体状态，给干细胞提供一个比较好的内环境。当然可以中药调理。

患者疑问：干细胞移植治疗后需要注意什么？

　　专家解答:干细胞治疗是溃疡性结肠炎综合治疗方法之一,由于干细胞治疗不是马上起作用,因此,干细胞治疗后还需要继续用一段时间的药物治疗,且要根据治疗效果决定是否逐渐停药。同时,由于溃疡性结肠炎发病机制非常复杂,干细胞治疗虽然提供了良好的"种子",但能否有好的结果还要看结肠微环境("土壤")是否适合干细胞生长发育。患者要从生活、饮食、环境、精神等方面听从专家建议,不要受凉,不要吃凉的和可能引起过敏的食物,不要喝酒,保持乐观情绪等。

8. 手术

溃疡性结肠炎手术治疗有效吗?

　　病例简介:张某,男,55岁,确诊溃疡性结肠炎10年余,长期口服美沙拉嗪肠溶片。近4个月出现间断左下腹疼痛,于内蒙古某医院就诊,诊断:溃疡性结肠炎。给予泼尼松口服治疗效果不好,近20天腹痛加重,排便每天10余次,黏液血便,量多,便后腹痛无明显缓解。

　　患者:这是检查结果[溃疡性结肠炎(重度,全结肠型)]

　　医生:你这个病很重,激素治疗没有效果,可以试试免疫抑制剂、生物制剂之类了,如果还没有效果,就要考虑手术。

　　患者:手术治疗有效吗?

　　患者疑问:溃疡性结肠炎手术治疗有效吗?

　　专家解答:有效。尽管许多患者的病情经药物治疗能得到很好地控制,但仍有20%~30%的溃疡性结肠炎患者需要接受外科手术治疗。因为溃疡性结肠炎是累及结肠和直肠的慢性非特异性炎症,病变靶器官是全结肠和直肠,所以手术切除全结肠和直肠能彻底治愈该病。在过去的20年中,溃疡性结肠炎手术的死亡率已降至1%以下,具有较高的安全性。虽然各种手术方式不同,但总的来说,约90%以上的患者术后肠道功能较好。患者术后经过3~6个月的调整阶段,肠道功能在数年内保持稳定。

手术治疗适合哪些患者?

　　病例简介:李某,女,43岁,确诊溃疡性结肠炎10年余,反复发作。近期复查结肠镜发现乙状结肠一黏膜隆起,直肠黏膜充血,病理:高级上皮内瘤变。

患者:您好!我是溃疡性结肠炎患者,这是我最近的结肠镜和病理检查报告(溃疡性结肠炎,缓解期,乙状结肠息肉样隆起性质待定。病理提示高级上皮内瘤变)。

医生:建议再行结肠镜检查,并可以做镜下乙状结肠隆起病变内镜黏膜下剥离术。

患者:手术治疗适合哪些患者呢?

患者疑问:手术治疗适合哪些患者?

专家解答:溃疡性结肠炎手术指征如下。

(1)溃疡性结肠炎急性发作:①临床证据显示存在穿孔或即将穿孔者应行急诊手术。②对于中重度结肠炎应及早进行手术评估。对于伴有败血症或暴发型(或中毒性)结肠炎的患者需进行外科急会诊;对于经过初次内科治疗失败,或已考虑使用单克隆抗体或环孢素者,应行外科会诊。外科会诊最好在择期情况下进行,避免在出现穿孔或临床情况恶化时才急会诊。③药物治疗过程中病情恶化或经恰当的内科治疗48~96小时后病情无明显改善者,应考虑二线药物或手术。④判断二线药物或"补救"治疗疗效的时机应该在治疗起始后5~7天。在对照研究中,环孢素及单克隆抗体治疗平均起效时间为5~7天。一组基于人群的有关溃疡性结肠炎手术时机的数据显示,随着手术时间由3~6天延至11天,死亡率逐渐增加。推延手术的时间将可能导致生理储备恶化,加重营养不良,不适当地延迟手术并不能使患者获益。

(2)难治性溃疡性结肠炎:难治性溃疡性结肠炎是最常见的手术指征之一。强化的药物治疗方案可能不足以完全控制症状,导致患者的生活质量差。即使治疗有效,长期药物治疗带来的风险也会随之增加。应指出,不能耐受药物不良反应和依从性差的患者也可考虑外科治疗。还有溃疡性结肠炎致残性肠外表现亦是手术指征之一。通常来说,巩膜炎、结节性红斑、活动性口腔溃疡和大关节病变提示更有结肠切除的必要。最后,儿童生长发育障碍是难治性溃疡性结肠炎的另一种形式,也是行结肠切除术的指征之一。

(3)癌症风险和风险监控:①长期溃疡性结肠炎患者应接受结肠镜风险监测。对于溃疡性结肠炎患者,癌变的高危因素包括结肠疾病的严重程度、全结肠炎(累及脾曲近端)和病程迁延(大于8年,全结肠炎)、溃疡性结肠炎的诊断年龄低、炎性肠病家族史以及合并硬化性胆管炎。结肠镜监测的具体时间应根据具体病情来制订。②手术治疗适用于癌症、伴有管状瘤样息肉、绒毛样息肉相关病变或高级上皮内瘤变的患者。管状瘤样息肉、绒毛样息肉相关病变或高级上皮内瘤变亦有可能经内镜下切除，如能达到完整切除，可避免行结肠切除术。但是，当息肉基底部或者周边黏膜确实存在上皮内瘤变时，患者应当接受结肠手术切除。③发展为狭窄的溃疡性结肠炎的患者，特别是病程长者，应该接受手术切除。慢性溃疡性结肠炎患者癌变的最常见临床表现为结肠狭窄，尽管大部分狭窄是良性的，仍有 25% 的狭窄属于恶性。活检能够发现上皮内瘤变或癌症。但由于活检误差和结肠炎癌变浸润较深，故阴性活检也不完全可靠。因此，一般来说，所有发生狭窄的患者均应接受根治性切除术。

手术治疗的方式有哪些？

病例简介：张某，女，45 岁，确诊溃疡性结肠炎 10 年余，曾经服用美沙拉嗪肠溶片、泼尼松、硫唑嘌呤和英夫利西等药物治疗后效果不佳，大便 10 余次 / 天，不成形，有大量的黏液脓血便，近期出现四肢关节痛，复查结肠镜发现全结肠型溃疡性结肠炎，多发隆起息肉样病变，大小约 2cm×3cm，医生建议手术。

医生：你近期做过结肠镜检查吗？

患者：有，而且多发息肉，医生建议我手术。

患者疑问：手术治疗的方式有哪些？

专家解答：全结肠直肠切除及回肠贮袋-肛管吻合术目前已成为治疗绝大多数溃疡性结肠炎患者的标准术式，该术式既可以彻底切除病变靶器官，从而达到疾病治愈的目的，又完整保留了括约肌而保证了肛门自制功能，兼顾了疾病的治愈和患者的生活质量。

急诊手术，特别是使用大量免疫抑制剂药物的严重病例，建议行三期回肠贮袋-肛管吻合术，一期仅行次全结肠切除加末端回肠造口，二期再行回肠贮袋-肛管吻合术，并做保护性回肠造口，三期做造口还纳。

回肠贮袋-肛管吻合术通常分两期进行，一期行全结肠直肠切除，回肠贮袋-肛管吻合术，并做保护性回肠造口，二期行造口还纳。

事实上，两期和三期手术各有优缺点。三期手术因为手术时间短、创伤小，更适于生命体征不稳定或炎性肠病分类未定者。但三期手术不但费时、费钱，二期的直肠切除往往也十分困难。近年一项大样本的回顾分析显示，两期回肠贮袋-肛管吻合术的术后并发症只与外科医生经验有关，而与急诊状态、使用激素或抗 TNF 抗体制剂无关。急诊手术两期和三期的选择问题尚待进一步积累经验和研究。

手术治疗后是否还需要吃西药？

病例简介：赵某，男，65 岁，溃疡性结肠炎 9 年，反复发作，近期复查结肠镜发现降结肠肿物。病理：高级别上皮内瘤变，不除外癌变。将行溃疡性结肠炎手术"全结肠直肠切除、回肠造口术"。

患者：您好！我是溃疡性结肠炎患者，目前发现降结肠肿物，要做手术。

医生：把你的最近的检查报告给我看一下？

患者：要做手术吗？

医生：要做。

患者：手术治疗后还需要吃西药吗？

患者疑问：手术治疗后是否还需要吃西药？

专家解答：不需要。但仍需要注意饮食和生活调理。如生活上注意，术后仍有复发的风险。因此，必须要长期注意饮食起居。

手术治疗后是否会复发？

病例简介：陈某，男，54 岁，确诊溃疡性结肠炎 10 年余，行溃疡性结肠炎手术"全结肠直肠切除、回肠造口"治疗后 2 年，近期再次出现便血、有黏液。来就诊。

患者：您好！我是溃疡性结肠炎患者，2 年前做的手术，现在又有点便血，还有黏液。全结肠、直肠都切了，做的回肠造口，现在肛门每天排黏液 3~4 次。

医生：那我检查一下肛门。

患者：医生，有事吗？

医生：肛门指诊，手套上有黏液，有血。

患者：那怎么办啊？难道手术治疗后还会复发？

医生：建议做结肠镜检查再看一下。

患者疑问：手术治疗后是否会复发？

专家解答：手术因切除了全结肠和直肠，复发率极低，因仍有肛管残端存在，故仍有复发的可能。故需要密切注意肛门是否有便血、排黏液等情况，及时就医。

手术治疗后采用中医药治疗是否可以防止复发？

病例简介：李某，男，45岁，确诊溃疡性结肠炎15年，2个月前因"发现结肠高级别上皮内瘤变"行手术治疗，切除全结肠直肠，回肠造口。目前一般状况可，无异常不适，来就诊。

患者：您好！我是溃疡性结肠炎患者，最近2个月刚做完手术。全结肠直肠切除、回肠造口。

医生：那你现在怎么样？

患者：现在还行，我想是否能吃点中药调理一下，我特别怕复发。

医生：是可以通过吃中药调理身体，那是非常正确的。

患者疑问：手术治疗后采用中医药治疗是否可以防止复发？

专家解答：溃疡性结肠炎的发病原因目前尚未完全阐明，遗传和环境因素如肠道菌群改变和肠道通透性增加在肠道免疫紊乱中发挥重要作用，最终导致胃肠道损伤。因为手术是人为切除了病变的靶器官，导致疾病的机制和环境可能仍然存在，所以除了必须注意日常的生活起居之外，还应该通过中医药调理人体的阴阳寒热虚实，达到预防疾病的目的，因此采用中医药治疗可以防止复发。

溃疡性结肠炎患者发生中毒性巨结肠怎么办？

病例简介：张某，男，75岁，确诊溃疡性结肠炎20年余，长期服用美沙拉嗪肠溶片治疗。近3天出现腹胀腹痛，排便次数增多，每天20余次，纯血便，伴发热，体温39.5℃，心慌心悸，来就诊。

患者：（患者坐轮椅被家属推入诊室，表情痛苦）您好！我是溃疡性结肠炎患者，最近3天每天拉20多次，都是血，肚子特别疼，特别胀，还有发烧、头晕、心慌，拉得我都站不起来了。

医生：最近有没吃颠茄片、吗啡等止痛药，止泻药或抗抑郁药？

患者：前几天肚子特别疼，吃了2片颠茄片。

医生：考虑你是中毒性巨结肠，非常危险，需要立即住院治疗。

患者：得了中毒性巨结肠咋办呢？

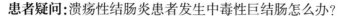

患者疑问:溃疡性结肠炎患者发生中毒性巨结肠怎么办?

专家解答:内科治疗:禁食、水,留置胃肠管,留置尿管,建立静脉通路。使用广谱抗生素。停止所有麻醉剂类、阿片类以及抗胆碱能药物。立即静脉使用一定量的糖皮质激素,并开始进行抗应激性溃疡和深静脉血栓的治疗。每天检查血常规、电解质和拍腹平片以了解病情的进展。帮助患者不时地变动体位(如采取俯卧位、膝胸位等)以利排气。

手术治疗:经过48~72小时积极治疗后,若患者症状无明显改善,或出现持续发热、全身中毒症状、大量便血和需持续输血,以及有肠穿孔体征等应立即进行手术治疗。

溃疡性结肠炎患者发生肠穿孔怎么办?

病例简介:赵某,女,43岁,确诊溃疡性结肠炎10年余,反复发作。近几天左下腹疼痛明显。

患者:您好! 我是溃疡性结肠炎患者,最近几天左下腹疼得特别厉害,动也不能动。

医生:来,我摸摸肚子(左下腹压痛,反跳痛,局部肌紧张,余腹部软),你这肚子这么硬,一按就疼,松开也疼,可能是肠穿孔了,去拍个立位腹部平片吧。需要做好住院做手术的准备。

患者:如果真的穿孔了怎么办呢?

患者疑问:溃疡性结肠炎患者发生肠穿孔怎么办?

专家解答:消化道穿孔一般指胃肠道穿孔,即胃肠道管壁穿破后与腹腔相通。

溃疡性结肠炎发生肠穿孔有2种可能,一种是外伤性如结肠镜检查过程中发生的肠穿孔,另一种是上面提到的中毒性巨结肠发生肠穿孔。

因此,对于溃疡性结肠炎患者如果临床证据显示存在穿孔或即将穿孔,均应行急诊手术。手术方式:如果结肠镜检查过程中发生穿孔,则可以穿孔单纯修补;如果是中毒性巨结肠,则按中毒性巨结肠手术处理。一般采取结肠次全切除 + 回肠造口术,待病情稳定、病理诊断明确后行二期手术。

如果是结肠镜检查造成的肠穿孔,穿孔不大,无明显腹膜炎体征,而患者拒绝手术,可选择非手术治疗,行禁食水、胃肠减压、抗感染、维持水电解质平衡、营养支持等治疗。观察病情变化,可以视情况待感染局限后,单做腹腔脓肿切开引流。

溃疡性结肠炎术后医生还需要做哪些处理?

病例简介:李某,女,39 岁,确诊溃疡性结肠炎 10 年余,行全结肠直肠切除及回肠贮袋-肛管吻合术后,再次出现肛门排黏液。

患者:您好! 我是溃疡性结肠炎患者,全部结肠都切了。最近我肛门怎么又开始有一些分泌物出来?

医生:有黏液脓血么?

患者:有黏液透明的那种,没有血,也没看见脓。

医生:有可能肛门残端复发。建议你做一次结肠镜检查,明确诊断后再制订下一步治疗方案。

患者:医生,我这术后还需要做些什么呢?

患者疑问:溃疡性结肠炎术后医生还需要做哪些处理?

专家解答:溃疡性结肠炎的手术方式主要是全结肠直肠切除、回肠贮袋-肛管吻合术。一般术后最常见的早期并发症是继发感染(吻合口瘘和造口坏死所致)和肠梗阻。腹泻和肛门失禁的发生率约 20%。故术后医生需要指导患者进行术后康复训练、饮食调控、药物辅助治疗等,这些都需要患者与医生密切配合。另,目前手术是结肠部分切除或者保留直肠,这就需要术后继续维持溃疡性结肠炎的内科治疗。

医生对术后贮袋炎会采取哪些措施?

病例简介:张某,男,45 岁,确诊溃疡性结肠炎 15 年,半年前因"发现结肠重度不典型增生"行手术治疗,切除全结肠直肠,回肠肛管吻合。最近发现大便里有黏液,有血,来就诊。

患者:您好! 我是溃疡性结肠炎患者,半年前刚做完手术。全结肠直肠切除、回肠肛管吻合。现在大便里又有点黏液,有血。听说我这可能会是贮袋炎。得了贮袋炎该怎么办才好?

医生:建议用结肠镜再看一下,看有无贮袋炎再说。

患者疑问:医生对术后贮袋炎会采取哪些措施?

专家解答:溃疡性结肠炎的手术主要并发症是贮袋炎,其发病率可高达

50%,且常反复发作。

贮袋炎对一般抗炎治疗的反应不如炎性肠病,但对抗生素的反应优于炎性肠病。根据贮袋炎对抗生素治疗的反应性,可将贮袋炎分为3种类型:抗生素治疗2周有效者为抗生素有效型,需要长期持续抗生素治疗维持缓解者为抗生素依赖型,第3种类型为抗生素无效型。

10%~20%的贮袋炎会发展为慢性贮袋炎,并可能对抗生素产生依赖或抵抗,此时需要采用其他药物治疗以避免贮袋失去功能,甚至需要将其切除。如美沙拉嗪口服缓释剂或灌肠剂,布地奈德灌肠剂,硫唑嘌呤或6-巯嘌呤或英夫利西单抗。

抗生素的疗效表明,肠道菌群与贮袋炎有相关性。贮袋内的菌群与正常肠道菌群不同,益生菌应用可以明显减少贮袋炎。

怎样判断是开腹手术,还是腹腔镜手术?

病例简介:李某,男,39岁,确诊溃疡性结肠炎10年余,口服美沙拉嗪肠溶片治疗。目前主要排便次数多,消瘦,乏力。

患者:您好! 我是溃疡性结肠炎患者,有10年了,最近老没劲。我3个月大概瘦20斤。

医生:你需要进行全面检查,除外结肠癌等并发症,必要时手术治疗。

患者:大夫,如果我需要手术,现在有微创吗?

医生:需要检查完明确诊断后再制订治疗方案。至于是否手术,采用何种术式,需要检查完之后再定。

患者疑问:怎样判断是开腹手术,还是腹腔镜手术?

专家解答:近年来随着微创技术的不断进步,腹腔镜下行全结肠直肠切除已经比较成熟。与传统开腹手术("开大刀")比较,腹腔镜手术具有腹部切口小、创伤小、出血少、疼痛轻、住院时间短和恢复快等临床实用价值,并有助于降低术后粘连性肠梗阻和切口并发症。相对于目前开展较多腹腔镜下结直肠肿瘤根治术,溃疡性结肠炎全结肠直肠切除及回肠贮袋-肛管吻合术因所涉手术范围广,病变组织炎症水肿等特点,对于术者有较高的操作要求,学习曲线相对较长。另外,腹腔镜手术的禁忌证有:严重的心、肺、肝、肾功能不全,肠穿孔合并弥漫性腹膜炎。

9. 心理干预

溃疡性结肠炎患者有心理障碍吗?

病例简介:张某,男,48 岁,确诊溃疡性结肠炎 2 年余,长期口服美沙拉嗪肠溶片。近 20 天腹泻加重,排便 10 余次 / 天,黏液血便,量少。

患者:您好! 我是溃疡性结肠炎患者,我一直都有吃药啊,可最近怎么又加重了。找很多大夫看过,中医西医,好多家医院都看了,都让我吃药,可我吃了,但怎么还没好啊?

医生:这个病需要长期治疗,大多数人都能通过吃药得到长期缓解。你除了注意饮食起居以外,初步感觉你现在存在焦虑抑郁,还要想办法让自己能够精神放松,不要太紧张。

患者疑问:溃疡性结肠炎患者有心理障碍吗?

专家解答:近年来,国内外的许多研究发现溃疡性结肠炎患者常存在相关的精神心理问题,并且心理紊乱程度与疾病严重性相关。这是因为溃疡性结肠炎患者常表现为反复黏液脓血便,伴有腹部不适等症状,电子结肠镜检查、5-氨基水杨酸类药物及激素等应用的经济负担都给患者带来了不同程度的精神心理压力。溃疡性结肠炎症状可随患者的情绪波动而改变,精神心理因素与溃疡性结肠炎的诱发以及溃疡性结肠炎的发生发展均有一定的关系。

溃疡性结肠炎患者的精神心理有何特点?

病例简介:王某,女,56 岁,确诊溃疡性结肠炎 10 年余,长期间断口服美沙拉嗪肠溶片。目前处于缓解期,但整日默默不说话,不参加户外运动,很愁苦的样子。

患者家属:您好! 我是患者的家属,今天是来咨询的。患者是我妈妈,她是溃疡性结肠炎患者,现在情况还好,但就是整天担心这担心那,愁苦得不行,要不然就不说话,长吁短叹的,想让她看精神科,又怕她不肯。

医生:她以前性格怎么样?

患者家属:以前还好,就是得这病以后,比较焦虑,现在病缓解了,可整天就是愁眉苦脸。

医生:这还需要你们家属帮助她,关心她,现在这样还可以暂时不看精神科,你可以让她吃吃中药试试。

患者疑问:溃疡性结肠炎患者的精神心埋有何特点?

专家解答:典型的溃疡性结肠炎患者常存在敏感、内向、悲观、抑郁、焦虑、易怒、自我中心、被动等心理特征,常常表现为情绪不稳定、对刺激情绪反应强烈、对人际关系敏感、适应环境的能力较差等人格特征,其中最常见的是焦虑和抑郁心理问题。

溃疡性结肠炎患者进行心理干预的意义是什么?

病例简介:李某,女,45岁,确诊溃疡性结肠炎10年余,目前口服美沙拉嗪肠溶片,处于缓解期。近1周自觉左下腹疼痛,排便1~3次/天,无便血,大便成形,无里急后重感,便后腹痛无明显缓解。

患者:我是溃疡性结肠炎患者,最近肚子疼,怎么回事啊。找很多大夫看过,医生说我现在缓解了,继续吃美沙拉嗪肠溶片就行,可最近这几天怎么又肚子疼了。

医生:那我给你查一下,腹部没有明显压痛,你排便怎么样?

患者:每天1~3次吧,也成形,没有血,相关检查也没见明显异常。

医生:别太紧张,有时候很多症状与心理状态有关。可以采取些措施进行心理干预。

患者:心理干预治疗会有什么作用呢?

患者疑问:溃疡性结肠炎患者进行心理干预的意义是什么?

专家解答:精神心理因素与溃疡性结肠炎的诱发以及溃疡性结肠炎的发生发展均有一定的关系,精神心理因素是通过改变下丘脑-垂体-肾上腺轴、细菌和黏膜的作用、增加黏膜肥大细胞的活性、多种激素的生成或释放增加及自主神经系统的兴奋等途径导致溃疡性结肠炎的发生或复发。持续处于焦虑、抑郁状态,可能会加重患者的肠道症状,减低疼痛的耐受,从生理领域影响患者的健康相关生存质量。同时焦虑、抑郁以及孤独感、情绪多变等情绪问题又会使患者不能正常地完成生活、工作和学习,从社会领域影响患者的生存质量。心理干预的目的在于帮助患者树立治病信心,减轻紧张失望等消极情绪,同时加强与患者的交流,建立良好的医患关系,增强患者对医护人员的信任感,进而保证疾病治疗的整体效果。

溃疡性结肠炎患者合并抑郁症时是否可使用药物治疗？

病例简介：张某，女，55岁，确诊溃疡性结肠炎2年余，长期口服美沙拉嗪肠溶片。近期出现情绪低落，闷闷不乐，自卑，觉得自己给家里带来了很大的经济负担，有时甚至悲痛欲绝。

患者：我是溃疡性结肠炎，我都吃了2年药了，你说我活着干什么？我知道好不了了（开始哭）。

医生：我看了你的病例，你没有那么严重啊，只要按时吃药，定期复诊，会好的。

患者：可我怎么还没好，精神科医生评估我存在抑郁症。

医生：这样啊，我推荐你再加用一点抗抑郁药，咱们调整一下情绪，好不好？

患者疑问：溃疡性结肠炎患者合并抑郁症时是否可使用药物治疗？

专家解答：中度以上的抑郁可以使用药物。抑郁症又称抑郁障碍，以显著而持久的心境低落为主要临床特征，是心境障碍的主要类型。临床可见心境低落与其处境不对称，情绪的消沉可以从闷闷不乐到悲痛欲绝，自卑抑郁，甚至悲观厌世，可有自杀企图或行为；甚至发生木僵；部分病例有明显焦虑和运动性激越；严重者可出现幻觉、妄想等精神病性症状。

治疗抑郁症的药物主要包括选择性5-羟色胺再摄取抑制剂（代表药物：氟西汀、帕罗西汀、舍曲林、氟伏沙明、西酞普兰和艾司西酞普兰）、5-羟色胺和去甲肾上腺素再摄取抑制剂（代表药物：文拉法辛和度洛西汀）、去甲肾上腺素能和特异性5-羟色胺能抗抑郁药（代表药物：米氮平）等。目前认为5-羟色胺再摄取抑制剂及5-羟色胺和去甲肾上腺素再摄取抑制剂对于治疗伴有焦虑及抑郁的溃疡性结肠炎患者均是安全及有效的，可作为一线推荐药物。此外，5-羟色胺再摄取抑制剂及5-羟色胺和去甲肾上腺素再摄取抑制剂在控制情绪症状的同时还可减少疼痛及排便急迫感，从而改善生活质量。

溃疡性结肠炎患者合并抑郁症时中医药如何治疗？

病例简介：张某，男，57岁，确诊溃疡性结肠炎10年余，目前口服美沙拉嗪肠溶片。患者10年来反复发作，应用美沙拉嗪肠溶片后可缓解。近1个月再次出现排便有血,来就诊。

患者:我是溃疡性结肠炎患者,最近几天大便老有血。在精神病专科医院诊断存在合并抑郁症了。那我能吃点中药吗? 我觉得我都快精神崩溃了,老是闷闷不乐,开心不起来。

医生:那好,我建议再吃上美沙拉嗪肠溶片,另外得应用中药汤剂来治疗抑郁症,注意复诊,不能随便自己停药。

患者疑问:溃疡性结肠炎患者合并抑郁症时中医药如何治疗?

专家解答:目前中医学对焦虑、抑郁并没有完全分开、区别治之。溃疡性结肠炎属中医休息痢、泄泻、肠澼、久痢、滞下等范畴。《素问·举痛论》指出:"怒则气逆,甚则呕血及飧泄";《医方考》谓:"泻责之脾,痛责之肝;肝责之实,脾责之虚,脾虚肝实,故令痛泻";《景岳全书·泄泻》更明确记载有:"凡遇怒气便作泄泻者……此肝脾二脏之病也,盖以肝木克土,脾气受伤而然"。因此,对于溃疡性结肠炎伴有抑郁、焦虑的患者,中医学目前多从肝脾论治,给予中医辨证分型治疗。另外可用针刺和艾灸的治疗方法。艾灸是借助灸火的热力给人体以温热性刺激,通过经络腧穴的作用,温通气血、行气解郁的一种疗法。可见"形神一体"是贯穿于理、法、方、药之中的,"调神"是一种治疗方式,身心并治也是中医学的优势所在,这种对机体的整体调节方式往往能够取得更好的疗效。

溃疡性结肠炎患者合并焦虑症时是否可使用药物治疗?

病例简介:李某,男,50岁,确诊溃疡性结肠炎2年余,口服美沙拉嗪肠溶片。近2周失眠严重,入睡困难。来就诊。

患者:您好! 我有溃疡性结肠炎,2年了,我就是睡不着,老失眠。有2个多星期吧。还有我最近总是纠结我吃药的问题,你说我还得吃多长时间药呀?

医生:如果是全结肠直肠溃疡性结肠炎,一般用药到缓解后,还要继续用药,具体得看病情。

患者:可我现在整晚睡不着,烦躁得很,坐立不安,处在焦虑状态了怎么办? 能不能给我点药吃一下?

患者疑问:溃疡性结肠炎患者合并焦虑症时是否可使用药物治疗?

专家解答:可以药物治疗。焦虑症,又称为焦虑性神经症,是神经症这一大类疾病中最常见的一种，以焦虑情绪体验为主要特征。可分为慢性焦虑（广泛性焦虑）和急性焦虑发作（惊恐障碍）2种形式。主要表现为：无明确客观对象的紧张担心，坐立不安，还有自主神经症状（心悸、手抖、出汗、尿频等）。焦虑症需与焦虑情绪鉴别，如焦虑严重程度与客观事实或处境明显不符，或持续时间过长，则可能为病理性的焦虑。

医生一般会根据患者病情、身体情况、经济情况等因素综合考虑。一般建议服药1~2年。停药及加量请咨询医生，不可自行调整药物治疗方案。在服药期间，注意和医生保持联系，出现副作用或其他问题及时解决。治疗焦虑的药物主要有两大类。第一类是苯二氮䓬类药物（又称为安定类药物），此类药物优点是见效快，多在30~60分钟内起效；抗焦虑效果肯定；价格较便宜。缺点是效果持续时间短，不适合长期大量使用，有可能产生依赖。常用药物：劳拉西泮（罗拉）、阿普唑仑，一天2~3次。属于短中效的安定类药物，抗焦虑效果好，镇静作用相对弱，对白天工作的影响较小。使用原则：间断服药原则、小剂量原则、定期换药的原则、慢减慢加原则。第二类是抗抑郁药，因为焦虑的病因会导致机体神经内分泌系统出现紊乱，神经递质失衡，而抗抑郁药可使失衡的神经递质趋向正常，从而使焦虑症状消失，情绪恢复正常。如帕罗西汀（赛乐特）、艾司西酞普兰（来士普）、文拉法辛（博乐欣、怡诺思）、黛力新（氟哌噻吨美利曲辛）等。这类药物的特点抗焦虑效果肯定、从根本上改善焦虑、无成瘾性，适合长期服用、抗焦虑效果见效慢，2~3周后起效，常常需要同时短期合用安定类药物、价格偏贵。

溃疡性结肠炎患者合并焦虑症时中医药如何治疗？

病例简介： 李某，女，50岁，确诊溃疡性结肠炎10年余。近期由于过度焦虑，夜间入睡困难，病情又加重了，服用地西泮（安定）后睡眠有好转，但仍存在失眠的困扰，故来就诊。

患者：您好！我有溃疡性结肠炎，找很多大夫看过，最近吃泼尼松每天20mg。但我今天来主要是因为我最近老睡不着觉，专科医院诊断我合并焦虑症了。

医生：你睡不好，有吃什么药吗？

患者：有，我吃了安定，可有时还是不行。

医生：我建议你可以用中药调节一下。

患者:中医药如何针对我这种情况进行治疗呢?

患者疑问:溃疡性结肠炎患者合并焦虑症时中医药如何治疗?

专家解答:如上所述,中医学对焦虑抑郁并没有完全分开、区别治之。只是根据具体的症状,辨证论治。根据焦虑症的不同症状,可属中医学"郁证""不寐"等范畴。中医治则多从肝脾论治,治法主要包括中药、针灸、推拿,等等。对于焦虑症治疗,中药主要有黄连温胆汤、酸枣仁汤、温胆汤、归脾汤、逍遥丸等结合溃疡性结肠炎辨证分型论治。推拿可选择腹部诸穴、华佗夹脊穴、头部诸穴,等等。

患者亲友参与该病治疗有积极作用吗?

病例简介:李某,男,56岁,确诊溃疡性结肠炎3年余,长期口服美沙拉嗪肠溶片。近6个月出现焦虑,抑郁等症状。

患者家属:您好!我是患者家属,今天是来咨询的。他是溃疡性结肠炎,3年多了,目前还在吃药。关键是这几年情绪越来越低落,话也越来越少,整个人很消沉,这几天又吵着不吃药了,你说能行么?

医生:药肯定要继续吃,要定期复查,不能自行停药。

患者家属:那我们怎么劝都不听,怎么办?我们家属能做些什么吗?

医生:这个病是慢性病,需要长期治疗,作为家属也要主动了解,要劝导他配合治疗。

患者疑问:患者亲友参与该病治疗有积极作用吗?

专家解答:溃疡性结肠炎是一种慢性消化道疾病,从治疗到完全康复时间漫长,若治疗后没有良好的护理保健意识和行动,极易反复发作。患者需要在日常生活中合理膳食、禁忌刺激性食物、保持心情舒畅和冷暖相适,有服药的患者更需要按照医嘱按时按量服药。但当患者脱离医院的治疗环境后,常会出现停止服药或者随意服药的情况,同时对于平常的保健和注意事项也十分随意,这增加了溃疡性结肠炎的治疗难度。患者亲友与患者有着密切的关系,亲友不仅给予患者生活的陪伴、精神的支持,同时也负责患者的家庭护理工作,是患者生活、情感、治疗不可分割的一部分。作为亲友,应积极主动学习溃疡性结肠炎的相关知识,同时接受心理教育指导,配合医生和护士,关心患者的病情,倾听患者对疾病的叙述,辅助患者回家继续治疗,比如按时服药、家庭灌肠,提高患者遵医依从性,帮助患者精神放松,树立战胜疾病的信心,从而使患者的溃疡性结肠炎症状恢复良好、复发率降低,改善患者的营养状况及情绪状态。

10. 其他治疗方法

溃疡性结肠炎是否需要用止血药?

病例简介:王某,男,45 岁,确诊溃疡性结肠炎 2 周,口服美沙拉嗪肠溶片。大便 7~8 次 / 天,黏液血便,量少。

患者:您好! 我是溃疡性结肠炎患者。2 周前大夫说我是溃疡性结肠炎。每天 7~8 次,有血。

医生:血是在大便表面吗?

患者:是的。医生,我这样老便血,能吃止血药吗?

患者疑问:溃疡性结肠炎是否需要用止血药?

专家解答:不需要。对于活动期溃疡性结肠炎患者常伴有血小板活化和高凝状态,这本身就容易导致血栓形成,而再使用促凝药物后就会进一步加重高凝状态,最终导致血栓形成。既往就有报道溃疡性结肠炎乱用止血药导致心肌梗死而死亡的病例。

对于溃疡性结肠炎出现脓血便主要是由于肠黏膜炎症、糜烂、溃疡所致,而非凝血功能低下引起,只要炎症控制,便血症状就会缓解。因此,溃疡性结肠炎患者出现便血症状时不要乱用止血药。

中药是如何止血的呢?

病例简介:张某,男,56 岁,确诊溃疡性结肠炎 1 个月余,口服美沙拉嗪肠溶片。近 4 周排便次数由原来 10 余次 / 天到目前的 4~5 次 / 天。但仍便血较多,西医告诉他不用吃止血药,故来就诊。

患者:您好! 我是溃疡性结肠炎。有 1 个多月了。每天 4~5 次吧,次数是减少了,可大便里还是有血。

医生:血是在大便表面吗? 什么颜色? 暗色的,还是鲜红的? 有滴血或喷血吗?

患者:是在大便表面,没有滴血,也没有喷血,就是大便表面,是暗色血。

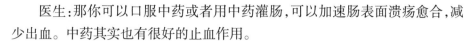

医生：那你可以口服中药或者用中药灌肠，可以加速肠表面溃疡愈合，减少出血。中药其实也有很好的止血作用。

患者：中药是如何止血的呢？

患者疑问：中药是如何止血的呢？

专家解答：首先中医学对于出血的认识与西医学不同。中医学认为血本行脉内，所有出血即为"离经之血"，而"离经之血便是瘀"，且"血之所以不宁者，多是有火扰。凡气实者则上干，气虚者则下陷。"溃疡性结肠炎之出血，多为慢性或急性加重，中医学认为实证为湿热蕴肠，损伤肠络，络损血溢；虚证为湿热伤阴，阴虚火炽，灼伤肠络；脾胃气虚，气虚下陷，失其敛摄之制，故血行脉外。其病机关键有瘀热阻络和（或）脾不统血，运用止血药是凉血活血止血法，具有止血不留瘀的特点。具体对于大肠湿热证，治法为清热化湿、调气行血，主方为芍药汤加减；对于阴血亏虚、阴虚火炽证，治法为滋阴清肠、养血宁络，主方为驻车丸加减；对于脾虚不摄，治法为健脾益气止血，主方宜黄土汤加减。另外，目前临床广泛应用各种自拟中药组方灌肠。中药保留灌肠可将药物从肛门直接注入大肠，直接作用于病变部位，加快吸收，更有利于抗炎、止血、促进黏膜愈合。药物主要有白及、三七粉、苦参、败酱草、地榆、白头翁，等等。

止泻药是否有用？

病例简介：张某，男，59岁，确诊溃疡性结肠炎10年余，间断口服中药和美沙拉嗪肠溶片。近20天加重，排便20余次/天，黏液血便，量少。

患者：您好！我是溃疡性结肠炎患者，最近每天拉20多次。开始的时候吃中药和美沙拉嗪肠溶片，但最近加重了，而且吃中药和美沙拉嗪肠溶片好像没什么效果。我能吃止泻药吗？我这样都出不了门。

患者疑问：止泻药是否有用？

专家解答：有用。目前对于导致溃疡性结肠炎的确切原因主要是外界因素刺激、基因调控、免疫调控等多种因素所导致的，对患者的肠黏膜会造成较大的损伤，而肠黏膜损伤后，使得肠腔内容物中的有害物质接触黏膜下组织，病原菌还可以到达肠上皮深处，导致不同程度的腹泻。腹泻加重，不仅是炎症活动程度加重的表现，同时可以造成水和电解质紊乱、影响睡眠等，故需要适量、有选择地服用止泻药，关于止泻药的选择要遵医嘱。

如何选择正确的止泻药？

病例简介：周某，男，42岁，确诊溃疡性结肠炎3年余，间断口服美沙拉嗪肠溶片。近10天加重，排便20余次/天，黏液血便，量少。

患者：您好！我是溃疡性结肠炎患者，一直间断服用美沙拉嗪肠溶片，但最近病情加重了，每天拉20多次，主要是黏液，还夹有血。这几天越来越严重了。我能吃止泻药吗？吃哪种止泻药合适呢？

患者疑问：如何选择正确的止泻药？

专家解答：目前临床普遍应用的止泻药是蒙脱石散和一些微生态制剂。

蒙脱石散能够有效修复人体黏膜的损伤。蒙脱石散在进入肠腔后可以有效覆盖结肠溃疡病灶，该药物具有极强的定位作用，能够对病原菌产生强大的吸附效果，使其丧失感染的能力。蒙脱石散还可以与结肠黏膜上的黏液糖蛋白结合，进一步加固黏膜屏障的保护功能。另外，蒙脱石散可以作用于结肠黏膜，提高黏膜对黏液的分泌量，使凝胶物质能够增厚，降低水电解质的流失量，从而保证结肠黏膜的健康和营养平衡。加之蒙脱石散不会通过肠道进入血液循环系统，因此临床无毒副作用，可以为患者提供更加安全的治疗。

微生态制剂，常用双歧杆菌、嗜酸乳杆菌等。目的在于恢复肠道正常菌群，重建肠道天然生物屏障保护作用；排斥致病菌生长，有助于腹泻的痊愈。

腹痛可不可以吃止痛药？

病例简介：赵某，男，25岁，腹痛腹泻2周，近1周开始出现便血，来行电子结肠镜检查，发现乙状结肠、直肠溃疡。在炎性肠病门诊给予口服美沙拉嗪肠溶片。目前排便4~5次/天，黏液血便，便稀，便后腹痛无明显缓解。

患者：你好，我是溃疡性结肠炎患者，最近肚子疼得厉害。现在大便每天4~5次吧。有黏液，有血，稀便。

医生：你吃的什么药？

患者：美沙拉嗪肠溶片。医生，我老肚子疼，能给我点止痛药吗？

患者疑问：腹痛可不可以吃止痛药？

专家解答：不可以。常用止痛剂包括两类。一类是胆碱能受体拮抗剂，包括山莨菪碱、阿托品、颠茄片，另一类是非甾体类抗炎药。使用前者虽可减轻腹痛,但会减少肠蠕动、增加毒物的吸收,对治疗不利,甚至还可加重病情,同时止痛药可能会掩盖病情,给医生诊断带来困难。而胃肠道溃疡和近期胃肠道出血,是非甾体类抗炎药的首要禁忌证。

溃疡性结肠炎患者大出血怎么办?

病例简介:闫某,女,32岁,确诊溃疡性结肠炎3年余,长期口服西药和中药汤剂治疗,擅自停用美沙拉嗪颗粒1个月后,病情复发,出现下消化道大出血,现急诊住院治疗。

患者:您好! 这次比较严重,大便里都是鲜血。大夫您说我怎么办才好呢?

医生:你这是并发下消化道大出血。下消化道大出血得住院综合止血治疗。

患者:前两天我还输了血。

医生:因为你出血量比较多,出现重度贫血,必须输血尽快纠正贫血。

患者疑问:溃疡性结肠炎患者大出血怎么办?

专家解答:溃疡性结肠炎并发下消化道大出血时,必须住院综合治疗,首先得禁食,维持生命体征平稳以及水电解质平衡。根据血红蛋白情况,必要时输血治疗。溃疡性结肠炎患者存在慢性消化道出血,当并发急性大出血时,便血明显增加,并伴有不同程度的乏力、头晕、心慌、口唇色白等症状时,需要立即就诊住院治疗。

溃疡性结肠炎患者何时用抗凝药物?

病例简介:赵某,男,22岁,确诊溃疡性结肠炎2年余,长期口服西药美沙拉嗪肠溶片治疗,患者本次症状复发,黏液脓血症状明显,经足量美沙拉嗪联合激素治疗,症状改善不明显,来就诊。

患者:您好! 我听别的病友说用肝素抗凝治疗效果好,你看我用合适吗?

医生:你是激素抵抗性溃疡性结肠炎患者,可以加用中药治疗。再抽血做些检查,如果真的处于高凝状态,可以用肝素。

患者疑问:溃疡性结肠炎患者何时用抗凝药物?

专家解答:溃疡性结肠炎患者处于高凝状态,临床上有静脉、皮下、雾化、口服等方式使用肝素的临床报道,但目前仍然不是主要的治疗方案。有文献报道,当符合以下情况时,可试用肝素治疗:①经检查(如血小板、D-二聚体等),伴有显著高凝状态的活动期溃疡性结肠炎患者;②激素依赖性或抵抗性溃疡性结肠炎患者;③弥散性血管内凝血早期。当然,肝素的选择时机、治疗疗效等还需要进一步临床研究证实。

溃疡性结肠炎患者什么情况下需要用酚磺乙胺止血? 使用酚磺乙胺时应注意什么?

病例简介:钱某,男,45岁,确诊溃疡性结肠炎7年余,长期口服美沙拉嗪肠溶片和中药汤剂治疗,现西药已逐渐减量,偶有少量便血,前来复诊。

患者:我最近还好,西药美沙拉嗪肠溶片已经逐渐减量了,现在是每天1.5g。减量的时候偶尔有点血,但很少,有血的时候我就不减了。像我们这种出血,平时多用点止血药物是不是可以呀?

医生:溃疡性结肠炎出血是因为肠道炎症引起肠黏膜损伤而致,首要治疗是控制肠道炎症。

患者:哦,就是需要吃美沙拉嗪肠溶片那类抗炎药物是吗?

医生:是的,一般抗炎治疗就可以止血。目前研究表明,很多溃疡性结肠炎患者处于高凝状态,使用止血药物可能会加重病情。所以应用酚磺乙胺这类止血药物时需要慎重。

患者:那什么情况下需要用酚磺乙胺止血呢? 使用时需要注意什么?

医生:如果出现并发症导致消化道大出血时,则需要用止血药物,药物的使用需要结合病情。

患者疑问1:溃疡性结肠炎患者什么情况下需要用酚磺乙胺止血?

专家解答:溃疡性结肠炎是遗传、免疫、环境、心理等综合因素导致肠道的黏膜损伤而出现的腹痛腹泻,黏液脓血便和里急后重等临床表现,有研究表现,溃疡性结肠炎患者的高凝状态可能在发病中起一定的作用。因此,对于溃疡性结肠炎患者,止血药物需慎用。当然出现特殊情况,如消化道大出血时,则需使用酚磺乙胺(止血敏),以止血、维持生命体征稳定为目的。

患者疑问2:使用酚磺乙胺时应注意什么?

专家解答:酚磺乙胺(止血敏)通过收缩血管、降低毛细血管通透性、增强血小板聚集性和黏附性、促进血小板释放凝血活性物质,缩短凝血时间,达到止血效果。在临床应用上相对安全,无明显使用禁忌。但酚磺乙胺与抗菌药物如头孢拉定、头孢西丁、环丙沙星、盐酸左氧氟沙星、磷霉素钠存在配伍禁忌,使用时应注意。研究表明光线、配伍溶液、温度等可影响酚磺乙胺的稳定性,因此,应用该品时最好溶于等渗氯化钠溶液中输注,贮存和输液过程中最好避光使用,夏季配伍后应立即使用。

溃疡性结肠炎患者需要用注射用血凝酶止血吗?

病例简介:王某,女,42岁,确诊溃疡性结肠炎8年余,目前长期间断口服西药、规律服用中药汤剂治疗,近2年病情平稳,1周前因劳累后症状复发,出现便血。前来复诊。

患者:我在外面医院他们给我用血凝酶灌肠止血,灌完肠后出血会好点,像我这种情况需要用这样的止血药吗?

医生:有报道用血凝酶灌肠治疗溃疡性结肠炎的病例,局部应用,对全身凝血功能的影响小点。活动期患者我们一般不用促凝血药物,不同医生对于止血药物的应用存在争议,没有明确说不能用或一定得用。

患者疑问:溃疡性结肠炎患者需要用注射用血凝酶止血吗?

专家解答:如前所述,溃疡性结肠炎出血是因肠道黏膜炎症所致,治疗以抗炎为主,且凝血机制异常在溃疡性结肠炎发病中可能起一定作用。根据临床观察,足量抗炎药物配合中药治疗,便血症状能够得到很大的改善,并不需要应用止血药物。当然,有文献报道,应用注射用血凝酶(立止血)灌肠治疗活动期溃疡性结肠炎,取得了一定疗效,但此类报道不多,且样本量少,仍需要进一步研究。

匹维溴铵有哪些作用? 如何服用?

病例简介:杨某,男,43岁,确诊溃疡性结肠炎3年余,长期口服西药和中药汤剂治疗,近几日因腹痛明显,在原有治疗基础上加用匹维溴铵片解痉止痛处理,腹痛症状有所好转,再次前来复诊。

患者:上次因为腹痛,加用匹维溴铵片治疗,后来感觉腹痛好点了。

医生:匹维溴铵片是我们消化科常用解除胃肠道痉挛所致疼痛的药物,具有解除胃肠道痉挛的作用。

患者疑问:匹维溴铵有哪些作用? 如何服用?

专家解答:匹维溴铵通过解除胃肠道痉挛,消除肠平滑肌的高反应性,从而缓解溃疡性结肠炎腹痛症状。服用方法：50mg/d，3次/天，腹痛症状严重者可增加至每次100mg，服用时宜在进餐时整片吞服，并服用足量的水，以减少其对胃肠道的刺激。对于疼痛偶发者，可临时服用1片（50mg）。溃疡性结肠炎患者，腹部隐痛可忍受者，可不服用止痛药物。

山莨菪碱片有何作用？如何服用？
服用消旋山莨菪碱片时应注意什么？

病例简介：朴某，男，46岁，确诊溃疡性结肠炎6年余，长期口服中药汤剂治疗，现无明显脓血，偶有黏液，偶有腹痛，间断服用山莨菪碱片治疗腹痛症状，前来复诊。

患者：最近肚子有时候有点疼，在当地医院药房里拿了点山莨菪碱片吃。这个药可以吃吗？

医生：山莨菪碱是解除胃肠道痉挛的药物，如果肚子疼呈绞痛，该药可以解除疼痛。

患者疑问1：山莨菪碱片有何作用？如何服用？

专家解答：山莨菪碱片为抗胆碱能受体药物，能够解除平滑肌痉挛，临床主要用于解除平滑肌痉挛、胃肠绞痛、胆道痉挛以及有机磷中毒，山莨菪碱片对胃肠道平滑肌有松弛作用，并抑制其蠕动，可用于解除溃疡性结肠炎腹痛症状。服用方法：5~10mg，3次/天。对于重症溃疡性结肠炎腹痛患者，应在医生的指导下服用。不明原因腹痛，未确诊前不可轻易服用，以免掩盖病情。

患者疑问2：消旋山莨菪碱片服用时应注意什么？

专家解答：对于颅内压增高、脑出血急性期、青光眼、幽门梗阻、肠梗阻及前列腺肥大者，山莨菪碱片禁用。对于重症溃疡性结肠炎腹痛患者，应在医生的指导下服用。不明原因腹痛，未确诊前不可轻易服用，以免掩盖病情。反流性食管炎服用本品时，可能会加重病情。

盐酸洛哌丁胺胶囊可以用于溃疡性结肠炎患者止泻吗？
如何服用？盐酸洛哌丁胺胶囊有哪些不良反应？
使用时应注意什么？

病例简介：贾某，女，35岁，确诊溃疡性结肠炎5年余，长期口服西药美沙拉嗪肠溶片和中药汤剂治疗,近期因腹泻严重,加用盐酸洛哌丁胺胶囊(易蒙停)止泻,前来复诊。

患者:前段时间大便次数挺多的。每天7~8次,拉得我都没力气工作了,偶尔有点黏液,没看到血。

医生:当时吃了什么药?

患者:在药房买了易蒙停止泻。大夫,咱们溃疡性结肠炎患者可以吃这个药止泻吗?

患者疑问1:盐酸洛哌丁胺胶囊可以用于溃疡性结肠炎患者止泻吗?如何服用?

专家解答:盐酸洛哌丁胺胶囊(易蒙停)可通过抑制肠蠕动、增加肛门括约肌张力而达到止泻作用。对于大便次数较多,严重影响生活、工作的急性溃疡性结肠炎患者,在除外肠道细菌、病毒等感染情况下,可以使用本药止泻。服用方法:起始剂量,2粒,以后每次不成形便后服用1粒,每天最大量8粒,服用本药物48小时无效者,应停止服用。寻找其他治疗方法。

患者疑问2:盐酸洛哌丁胺胶囊有哪些不良反应?使用时应注意什么?

专家解答:盐酸洛哌丁胺胶囊(易蒙停)临床应用相对安全,不良反应发生率低,常见不良反应包括:过敏性休克、麻痹性肠梗阻;意识障碍;神经系统毒性作用如颜面部肌肉发僵、舌头不听使唤、恶心、疲倦、嗜睡、心情抑郁、表情淡漠等;便血;尿潴留等;胃肠道不良反应如胃肠不适、恶心呕吐、食欲不振等。服用该药出现轻微胃肠道不适时,可先观察,如出现皮疹,应立即停药;出现较严重不良反应时,应立即就医。临床有因过敏性休克致死的报道。该药为对症治疗药物,如服用48小时无效,应立即停用,并就诊寻求其他治疗。

11. 疗效评价

大便正常了是不是病就好了?

病例简介:张某,男,30岁,确诊中度溃疡性结肠炎3年余,长期口服美沙拉嗪颗粒剂治疗,同时服用中药汤药治疗,现已停用美沙拉嗪颗粒,已坚持中药调理1年,现大便1~2次/天,基本成形,近1年大便未见黏液脓血。前来复诊。

患者:您好!我目前在您这边已经中药调理了1年了,大便基本正常,无黏液脓血,想找您再调个方子,西药停了有 1 年多了。

医生:在我这边看了有多长时间了?

患者:近 2 年了,刚开始得病的时候是吃西药,后来觉得西药副作用大,就想换中医治疗。大概吃了 3 个月的时候,黏液脓血没有了,然后就把西药停了,当时你建议我做个肠镜检查,但我觉得我大便都好了,大肠一定也没问题了,就没听你的劝说,把西药停了。

医生:停了以后再犯了?

患者:是的,又犯了 1 次,后来你建议我中西医结合治疗,大便正常了后,再做个肠镜检查,如果肠黏膜修复得好,就停西药。吃了有近 2 个月,大便正常了,后来复查肠镜,肠黏膜还有点糜烂,西药又继续吃了一段时间,再复查肠镜,肠黏膜大致正常,才停的西药。后来一直在吃你的中药治疗,未再见黏液脓血。

医生:嗯,舌头伸出来……我再把药给你调一调。上次肠镜检查是什么时候做的?

患者:1 年多了,但大便一直都没有黏液脓血。

医生:也得做肠镜检查,有时候镜下表现和症状有不一致性。

患者疑问:大便正常了是不是病就好了?

专家解答:溃疡性结肠炎病变主要在大肠,以腹痛、腹泻、黏液脓血便为主要表现,发作期可伴有发热、血沉、C 反应蛋白升高等,电子结肠镜下可见肠黏膜充血、水肿、糜烂、浅溃疡等。门诊患者以轻中度为主,常常以大便次数、黏液脓血便情况作为疾病好坏的标志。当然,大便是临床上最直观的判断指标,从肉眼到大便常规＋潜血检测,均对疾病的进展有一定的提示作用。但是,临床上,往往有一批患者,大便自我感觉正常了,大便常规＋潜血化验也基本正常了,但电子结肠镜下却能看到溃疡病灶。因此,大便作为最常用的化验指标,可以作为参考,但不能成为唯一指标,需结合其他实验室指标及电子结肠镜检查结果以综合判断病情,电子结肠镜的复查具有必要性。

溃疡性结肠炎能不能治愈?

病例简介:赵某,女,53 岁,确诊中度溃疡性结肠炎 10 年余,近 3 年来长期口服中药治疗,开始时每天 2 包,现在隔天吃 1 包中药,大便已经正常 3 年,最近 2 次复查肠镜均未见明显异常。前来复诊。

患者:您好!目前我已经改成隔天1包中药了,大便还是那样,大便有时1天1次,有时1天2次,基本成形,没有黏液脓血,真的太感谢您了。大夫,我现在大便都正常这么长时间了,溃疡性结肠炎算是治愈了吧。

医生:属于临床痊愈+黏膜愈合,是目前能够达到的最好状态了,但也需要谨慎,防止复发。

患者:这病到底能不能完全治好呢?

患者疑问:溃疡性结肠炎能不能治愈?

专家解答:以现代医学观点认为,溃疡性结肠炎是不能痊愈的,也就是患者常说的除根。但可以通过中西医结合治疗,达到临床痊愈,尽可能延长病情复发周期,减少疾病的复发,提高患者的生存质量,减少并发症的出现。当然,病情的复发并不可怕,可以通过中西医的治疗,控制症状,这个以目前的医学水平是可以办到的。简单的感冒,这一次痊愈后,能保证不再发吗?答案是肯定不能保证的。所以,作为溃疡性结肠炎患者,不要惧怕疾病的复发,就如同上次感冒,这一次又因受凉感冒一样,尽可能通过增强体质,减少感冒的发生频率,没有谁能保证下次不感冒。

溃疡性结肠炎的中西医治疗步骤是什么?

病例简介:孙某,男,26岁,确诊重度溃疡性结肠炎4年余,长期口服美沙拉嗪颗粒剂治疗,病情仍然时有反复,现大便2~3次/天,不成形,有少许黏液脓血。经病友介绍前来就诊。

患者:我是溃疡性结肠炎患者。经朋友介绍说你治疗这个病很好,想找你帮我开点中药调理。现在大便每天2~3次,有黏液脓血,但比较少。目前吃美沙拉嗪肠溶片,每次吃2包,每天2次,严重了就加点量。可能是最近工作压力比较大,所以又加重。前段时间还好,没有血,有黏液。1周前做了肠镜检查,这是报告(直肠还是有溃疡、充血水肿明显)。

医生:你这个是活动期,1天吃4包不够。活动期中西医结合治疗,先把炎症控制下来,然后再慢慢减,如果控制得好,就只吃中药。

患者:需要复查肠镜吗?

医生:需要,先吃一段时间,临床症状控制了,再根据肠镜检查结果判断什么时候停西药。

患者:大夫,我这个病中药能治好吧?我不想吃西药了,太贵了。

医生:我们的治疗目标就是先把症状控制了,然后再停西药,单独吃中药。然后减少中药服药量。

患者疑问:溃疡性结肠炎的中西医治疗步骤是什么?

专家解答:溃疡性结肠炎临床常易反复,影响患者生活质量,西药价格昂贵且毒副作用大,患者往往寻求中医治疗。我们的治疗目标是:第一步:改善症状。中西医治疗控制临床症状,改善电子结肠镜下炎症和溃疡情况,促使肠黏膜愈合。第二步:渐减西药。当临床症状改善,肠黏膜愈合,开始减少西药的用量,当然一定要在医生的指导下逐渐减量。第三步:中药间服。当完全中药治疗后,症状控制尚可,可逐渐减少中药的服药频次,直至1周喝2~3次,而达到长期的临床痊愈。这是目前治疗溃疡性结肠炎的目标,但需要患者的配合。当然,随着医学的不断发展,希望有一天可以完全治愈溃疡性结肠炎。

溃疡性结肠炎西医如何评价疗效?

病例简介:夏某,女,43岁,确诊溃疡性结肠炎4年余,长期口服美沙拉嗪肠溶片和中药治疗,病情时有反复,最近一次复发是在1个月之前。现大便3~4次/天,不成形,有黏液脓血。初诊。

患者:我得溃疡性结肠炎有4年多了,1年大概犯3次,最近一次电子结肠镜检查是在1年前,我怕做电子结肠镜检查。黏液脓血还很多,吃了美沙拉嗪肠溶片也没怎么见好。

医生:你很久没做电子结肠镜检查了,需要做一次电子结肠镜检查看看肠道情况。还得做一些相关的检测,了解一下目前的病情。

患者:大夫,我这个病已经确诊了,还需要做检查吗?

医生:得做,我得了解一下你现在的疾病情况,不能单独看症状,治疗后还得复查,判断一下治疗效果。建议你做一下电子结肠镜检查,我好对你的病情有全面了解,还要知道吃药的疗效。

患者疑问:溃疡性结肠炎西医如何评价疗效?

专家解答:溃疡性结肠炎西医疗效评价方面包括症状缓解情况、肠黏膜愈合情况、疾病的总体状况(从抽血化验结果判断)、疾病对生存质量的影响,等等。一般通过量表,如临床症状评分表、炎症性肠病患者生活质量分析表(IBDQ量表)、改良Mayo临床评分表等判断。而溃疡性结肠炎的病程长,患者往往长期口服西药,因此,定期做一些常规检查(如血常规、尿常规、肝肾功能、心电图等），对自身的身体状况进行了解，同时能够及时发现一些药物不良反应，调整用药，这些常规检查在疾病的疗效评价过程中，均需要关注。

溃疡性结肠炎中医如何评价疗效？

病例简介：张某，男，28 岁，溃疡性结肠炎病史 1 年余，于笔者处就诊口服中药治疗 6 个月余，此次复诊，大便 1~2 次 / 天，时有不成形，少量黏液，无明显脓血。

医生：你现在怎么样？

患者：还好，现在大便次数比以前少了，每天就 1~2 次。

医生：我看你现在的精神状态也比刚来时候好多了，感觉人有精神了。大便成形吗？黏液脓血还多吗？

患者：基本成形了，偶尔有点不成形，还有点黏液，没有脓血了。腹部怕冷还是有，手脚也有点。有时大便比较急，那个时候肚子感觉有点不舒服，也不是疼，就是想解大便的感觉，排完便就好了。

医生：舌头伸出来看看（舌淡，苔薄。脉沉细）。

患者：大夫，你看我舌象有没有好点？

医生：从整体来看，现在热象改善了，寒象还是比较明显，给你减少寒凉的药物，加强辛温的作用。

患者疑问：溃疡性结肠炎中医如何评价疗效？

专家解答：溃疡性结肠炎临床表现繁多，通过临床总结，认为溃疡的常见临床类型为寒热错杂，湿热瘀阻证。临床寒、热、湿、瘀四邪交阻于肠道，形成本病。中医治疗溃疡性结肠炎时，应通过中医四诊——望、闻、问、切，综合判断。望——形体、状态、精神、舌象等；闻——听声音、肠鸣音等；问——问症状的缓解情况；切——切脉。传统的中医通过四诊综合判断治疗疗效。但作为现代的中医医生，也需要结合西医学的一些检查手段和方法，综合判断，因为有些外在的临床表现与电子结肠镜下黏膜炎症的严重程度存在不一致性，尤其要结合电子结肠镜检查情况进行综合判断。

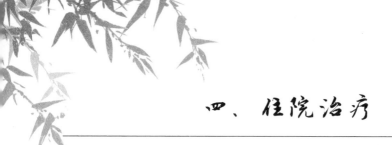

四、住院治疗

什么情况下需要住院治疗？

病例简介:秦某,女,24岁,确诊溃疡性结肠炎1年余,间断口服美沙拉嗪颗粒剂或美沙拉嗪肠溶片和中药治疗。1周前因饮食不慎导致溃疡性结肠炎复发,现大便5~6次/天,鲜血较多,乏力明显,口干。初诊(患者脸色口唇淡白)。

患者:上周在外面吃了1次火锅,又犯了。现在大便1天有5~6次,血比较多,有黏液,感觉人都快虚脱了。人都没什么劲。大夫,我这种情况不会需要住院治疗吧?

医生:你得住院治疗。你现在病情比较重,出血比较多,建议住院治疗。

患者疑问:什么情况下需要住院治疗?

专家解答:溃疡性结肠炎以黏液脓血便为主要表现,当出血量多,出现失血性贫血时,需要住院止血治疗。溃疡性结肠炎没有明确的住院标准。当出现以下情况时,需考虑住院治疗:①患者症状重,口服药物治疗无法控制;②出现较严重并发症,如中重度贫血、穿孔、梗阻、癌变时,需要住院治疗;③肠道症状虽然不重,但溃疡性结肠炎影响生活质量,口服药物效果欠佳时,需要考虑住院治疗;④需要特殊治疗的溃疡性结肠炎患者,如静脉使用糖皮质激素、免疫抑制剂等。

溃疡性结肠炎住院治疗和门诊治疗方法是一样的吗？

病例简介:梅某,女,42岁,溃疡性结肠炎病史5年余,间断服用中药及美沙拉嗪肠溶片治疗。既往有服用糖皮质激素史,已停用1年。目前服用中药治疗,现大便1~2次/天,有黏液,脓血不明显。腹部怕冷明显。复诊。

患者:您好!我今天来调下药方。目前还好,就感觉全身关节有点不舒服,腹部怕冷。虽然现在好了,但是心里还是怕会复发。感觉上次住院期间就很好,内服外用还配合一点外治法,就感觉人比较舒服。

医生:住院治疗手段和方法可能更多点。把其他事情放一放,给你提供了休息的环境,而且对你病情的观察更加方便和仔细,也可以随时调整治疗方案。

患者疑问:溃疡性结肠炎住院治疗和门诊治疗方法是一样的吗?

专家解答:门诊治疗以口服药物为主,对于轻、中度溃疡性结肠炎患者,比较适合门诊随访。对于重度溃疡性结肠炎患者,适合住院,予药物内服、外用、输液等综合治疗。对于病情较重者,住院方便使用糖皮质激素、免疫抑制剂、生物制剂等治疗。配合有中医特色的护理,更加有利于快速稳定病情,诱导疾病缓解。

溃疡性结肠炎患者为何会发生营养障碍?

病例简介:王某,男,29 岁,确诊溃疡性结肠炎 3 年余,口服西药美沙拉嗪肠溶片 2g/d 及中药汤剂治疗,现大便约 3 次 / 天,无明显黏液脓血。该患者进食量少,消瘦明显,前来复诊。

患者:最近吃饭胃口稍微有点改善,但还不是很好,饭量小。大家都说我太瘦了。我得了这个病之后营养状况怎么会这么差呢?

医生:溃疡性结肠炎本身因为肠道慢性失血,肠道黏膜受损,有些营养物质就容易丢失,如果进食量少,那营养肯定就不好了。

患者疑问:溃疡性结肠炎患者为何会发生营养障碍?

专家解答:溃疡性结肠炎临床常发生不同程度的营养障碍,常见原因如下:厌食、腹痛、恶心、呕吐等限制饮食,导致摄入不足;小肠炎症、肠瘘、小肠切除或短路手术致肠吸收面积大幅度减少、渗出性肠病;腹泻、血便或潜血便致蛋白质丢失、铁和锌缺乏;长期服药,药物的胃肠道不良反应加重患者厌食、恶心等症状。

溃疡性结肠炎患者如何进行营养治疗?

病例简介:梁某,男,34 岁,确诊溃疡性结肠炎 2 年余,既往在 1 年前因消化道大出血行部分结肠切除术,现大便 2~3 次 / 天,偶有少量黏液脓血,腹部无明显不适,患者消瘦明显,前来复诊。

患者:我就是太瘦了,想改善一下营养。

医生：你现在的状态，胃肠道功能还能接受，暂时就以食补为主吧，你可以买点肠内营养制剂口服，平时注意多吃点含铁比较多的食物。

患者：大夫，我需要住院输营养液吗？

医生：你胃肠道功能还行，以饮食联合口服肠内营养制剂为主改善营养状况，暂时不需要静脉补充营养。

患者疑问：溃疡性结肠炎患者如何进行营养治疗？

专家解答：溃疡性结肠炎患者引起营养不良的原因不同，临床表现为营养物质的缺乏的种类和程度有一定不同，最好是在全面了解自身营养状态的情况下，在医生的指导下，有针对性地进行营养状况纠正。营养不良情况轻者，可通过自身饮食结构改善而纠正营养状态；营养状态差、胃肠道功能差、存在吸收不良时，可选择专门的肠内营养液或通过肠外营养治疗。

营养疗法包括哪些内容？

病例简介：秦某，女，28 岁，确诊溃疡性结肠炎 4 年余，现规律服用美沙拉嗪肠溶片及中药汤剂治疗，现大便约 3 次 / 天，时有黏液脓血，上腹部偶不适，患者既往有 2 次肠道大出血病史，现患者消瘦，营养状况差，前来复诊。

患者：大夫，我听说对于营养状态不好的患者，可以进行肠外或肠内营养疗法，我可以采用营养疗法吗？营养疗法具体指的是什么呢？

医生：你可以通过口服肠内营养制剂改善你现在的营养状态，可能会对病情恢复有一定作用。

患者疑问：营养疗法包括哪些内容？

专家解答：营养疗法是通过调节与人体健康息息相关的脂肪、蛋白质、糖类、维生素、矿物质、水这六大营养素，并选择合理的膳食结构，来达到调节人体健康状况的一种方法。营养疗法包括营养的摄入方式、摄入时间、摄入量、营养物质种类的选择和配比、可能出现的不良反应等内容。

什么是完全胃肠外营养？

病例简介：倪某，男，37 岁，确诊溃疡性结肠炎 6 年余，属于激素抵抗性溃疡性结肠炎，现规律服用美沙拉嗪肠溶片及中药汤剂治疗，现大便 3~4 次 / 天，仍有黏液脓血，营养状况差，前来复诊。

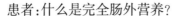

患者:什么是完全肠外营养?

医生:完全肠外营养是不经过肠道,而是通过肠外补充人体营养,也就是我们常说的输营养液。一方面可以改善营养,另一方面使肠道休息,改善肠道症状。

患者疑问:什么是完全胃肠外营养?

专家解答:完全胃肠外营养是指营养物质的摄入完全经静脉途径,以维持机体正常生理需要和促进疾病康复的治疗方法。

溃疡性结肠炎患者为什么需要完全胃肠外营养?
溃疡性结肠炎患者什么时候需要完全胃肠外营养?

病例简介:魏某,男,47 岁,确诊溃疡性结肠炎 11 年余,现规律服用美沙拉嗪肠溶片、糖皮质激素及中药汤剂治疗,平素营养状态差,2 天前因肠道大出血住院治疗,现处于完全胃肠外营养状态。

医生:目前你的肠道功能受损,而且出现大出血,需要肠外途径补充营养物质。

患者:胃肠外营养有什么好处?

医生:肠外营养液营养成分充分,而且能够使肠道得到休息,有研究表明,病情严重者进行肠外营养有利于病情的恢复。

患者:我这个适合肠外营养吗?

医生:合并严重便血,胃肠道功能严重受损,可以进行胃肠外营养。

患者疑问:溃疡性结肠炎患者为什么需要完全胃肠外营养? 什么时候需要完全胃肠外营养?

专家解答:完全胃肠外营养可用于不同原因导致的肠瘘或严重肠梗阻、手术吻合口瘘、溃疡性结肠炎合并严重便血或腹泻、短肠综合征初期、不能耐受肠内营养或严重水电解质平衡紊乱等情况,胃肠道功能严重受损,可选择完全胃肠外营养。完全胃肠外营养可提供机体所需营养物质,改善患者营养状态,同时使胃肠道可以得到休息,有利于肠黏膜修复。

完全胃肠外营养需要注意什么?

病例简介:白某,女,39 岁,确诊溃疡性结肠炎 5 年余,现规律服用美沙拉嗪肠溶片及中药汤剂治疗,因部分大肠切除,出现水电解质平衡紊乱,现进行完全胃肠外营养支持治疗。

医生:现在你大肠刚做完手术,处于急性期,肠道丢失过多的水分和营养物质。你肠道吸收功能严重受损,营养物质丢失过多,需要静脉输入营养物质,也就是胃肠外营养支持。

患者:胃肠外营养期间需要注意什么吗?

医生:需要配合医生,不要偷吃,注意静脉导管局部卫生情况,注意监测血糖、电解质,防止手术部位感染,尽快恢复肠内营养,以促进肠道能力的恢复,过渡到普通进食状态时,需注意补充脂溶性维生素、电解质、维生素 B_{12} 等物质。

患者疑问:完全胃肠外营养需要注意什么?

专家解答:完全胃肠外营养,营养配给要合理、均衡,定期进行营养指标、血糖、电解质、全身情况等进行监测,治疗期间,患者可能会因依从性问题进食,需要与患者沟通,提高患者依从性,取得患者积极配合;还要注意静脉导管的护理,防治发生导管相关性并发症。

什么是完全胃肠内营养? 完全胃肠内营养适合哪些患者? 不适合哪些患者?

病例简介:吴某,女,37 岁,确诊溃疡性结肠炎 6 年余,现规律服用美沙拉嗪肠溶片、中药汤剂治疗,患者既往有消化性溃疡病史,因幽门梗阻入院,目前通过鼻饲行全肠内营养,并通过鼻饲管服药。

医生:从你这次做的胃镜和上腹部 CT 来看,是幽门梗阻。

患者:为什么会梗阻呢? 这样的话怎么补充营养呢?

医生:与局部炎症刺激导致局部水肿、局部纤维化有关系,还没堵死,还可以放十二指肠管以补充肠内营养物质,另外,应用完全胃肠内营养也需要评估是否适合。

患者疑问 1:什么是完全胃肠内营养?

专家解答:完全胃肠内营养是指提供营养物质的途径是经口,临床上完全胃肠内营养常指因消化道功能严重紊乱或结构改变或其他因素,致使饮食不能被摄取、消化、吸收,从而需要采取适当的方式经胃肠道内置管,喂以特别营养素以达到营养治疗的目的。即临床上所见的鼻饲饮食。亦包括口服营养液治疗。

患者疑问2:完全胃肠内营养适合哪些患者？不适合哪些患者？

专家解答:完全胃肠内营养既不需要经静脉提供营养物质,亦不进食,营养物质完全由肠内营养液提供。胃肠内营养适用于胃肠道有功能的患者。可用于幽门梗阻患者;需要肠内营养但因口感等原因,患者拒绝口服者;食物不耐受患者;肠道切除后出现短肠综合征患者;意识障碍患者;吞咽困难患者等。营养状态、肠道结构功能尚可,不需要完全胃肠内营养,膳食营养即可满足机体需求。而肠道功能受损、严重营养不良时,则不适合完全胃肠内营养,应以肠外营养来补充支持。

吃营养液好还是输营养液好？

病例简介:李某,男,29岁,溃疡性结肠炎病史7年余,间断服用柳氮磺吡啶及美沙拉嗪肠溶片治疗,病情时有反复。患者目前服用中药治疗,近1年未再次出现便中带血,但大便次数较多,不成形,饮食一般,消瘦。复诊。

患者:现在这个也不敢吃,那个也不敢吃,人就比较瘦,营养状况也比较差。大夫,我家人怕我营养差,给我买了营养粉,你说我是自己吃,还是住院输点营养液改善一下营养状况?

医生:你目前的状态没有差到需要输营养液的程度。

患者:大夫,那一般营养液是吃了好还是直接输到静脉好? 我怕我吃了不舒服,而且我胃肠功能比较弱,怕吃了不吸收。

患者疑问:吃营养液好还是输营养液好?

专家解答:肠道免疫组织占全身免疫系统的80%,通过肠内营养调节免疫功能机会很大。肠内营养可维持肠道免疫屏障、维持肠道黏膜完整性,稳定肠道菌群,口服更加有利于肠道黏膜的修复。

肠内营养制剂分为哪几种？ 溃疡性结肠炎患者适合用哪些肠内营养制剂？

病例简介:赵某,女,31岁,溃疡性结肠炎病史2年余,间断应用柳氮磺吡啶片和栓剂,近半年症状控制尚可。目前大便中偶有少量黏液脓血。目前患者营养状况一般,饮食一般,本次就诊为寻求中医治疗。

患者:大夫,我听其他病友说,可以吃点营养粉或者营养液,他们每个人吃的也不一样,现在的肠内营养液有哪些呀? 哪个比较适合我呀?

医生:可以吃点肠内营养液改善一下营养状态,看你目前的状态,肠道消化吸收功能也不是很差,考虑到经济问题,你可以吃整蛋白类的。

患者:哦,其他类的不适合我吗? 有没有针对溃疡性结肠炎患者的营养液呀?

医生:主要有整蛋白型、氨基酸、短肽型,组件式肠内营养剂目前国内没有。这个类型中,目前市场上存在有针对某种疾病比如说糖尿病患者,但没有针对溃疡性结肠炎患者专用的营养液。

患者疑问 1:肠内营养液分为哪几种?

专家解答:肠内营养制剂根据形态分为液体剂和粉剂。根据提供氮源的不同可分为 3 种:①氨基酸型、短肽型,即要素型。包括维沃、爱伦多、百普素。无需消化过程便可吸收。②组件式肠内营养剂。有氨基酸组件、短肽组件、整蛋白组件、糖类组件、长链甘油三酯组件、中长链甘油三酯组件、维生素组件等。国内暂无组件式肠内营养制剂上市。③整蛋白型,即非要素型。如能全素、安素、能全力、瑞素、瑞代能全力等。不同患者对不同肠内营养制剂的耐受性可能无太大关系。处于不同状态的溃疡性结肠炎患者,可选择不同的营养制剂。对于溃疡性结肠炎活动性相对较强的患者,可首先使用要素膳饮食(氮源为氨基酸,如爱伦多),待病情稳定后改为整蛋白制剂。

患者疑问 2:溃疡性结肠炎患者适合用哪些肠内营养液?

专家解答:活动期溃疡性结肠炎患者可首先使用要素膳饮食,待病情稳定后改为整蛋白制剂。胃肠功能正常者,可选用价格低廉的整蛋白制剂;消化功能低下者,可选用短肽类或氨基酸制剂(要素制剂),该类制剂无需经过消化可直接被吸收。当胃肠功能严重障碍时,可选用静脉输入营养制剂。

服用肠内营养液并发症有哪些?

病例简介:宋某,女,25 岁,确诊溃疡性结肠炎 4 年余,现规律服用美沙拉嗪肠溶片、中药汤剂治疗,因重度营养不良,口服肠内营养液治疗,口服早期出现腹泻等症状,目前已无明显不良反应。

医生:吃肠内营养液,需要检测一下电解质、血糖等情况,防止出现相关并发症。你是部分胃肠内营养,发生的概率低,但也需要检测一下。

患者：哦，口服肠内营养液没有其他并发症了吧？

医生：有些人吃完有腹胀、恶心、呕吐等症状，如果是通过鼻饲或胃造瘘进行肠内营养液摄入，可能还有一些导管相关并发症，如感染等。

患者疑问：服用肠内营养液并发症有哪些？

专家解答：服用肠内营养液时，可能会出现胃肠道并发症（腹泻、恶心、呕吐、腹胀）、代谢并发症（脱水、电解质异常、高血糖）、感染并发症（吸入性肺炎、腹膜炎、鼻窦炎），如鼻饲则有导管相关并发症等。

服用肠内营养液出现腹泻怎么办？

病例简介：李某，女，36岁，确诊溃疡性结肠炎3年余，长期间断口服美沙拉嗪颗粒剂，目前规律口服中药汤剂及美沙拉嗪颗粒剂治疗。患者自患病以来，便血和腹胀症状明显，进食量少，营养状况差，建议口服肠内营养制剂改善营养状态。患者开始口服肠内营养制剂时，出现腹泻症状，前来复诊。

患者：吃了肠内营养液后感觉腹泻更加厉害了。

医生：有些人刚开始吃肠内营养液的时候，是有点腹泻。很多肠内营养液是氨基酸类，渗透压比较高，可能和这个有关系，你吃的时候要少量多次，看能不能好点。如果还是不行，可能需要换成其他营养粉了。

患者疑问：服用肠内营养液出现腹泻怎么办？

专家解答：服用肠内营养液早期最常见不良反应就是腹泻、腹部不适等。大多数患者可自行缓解，有些不能够自行缓解者，应在了解腹泻类型的基础上，采取不同的对策。如渗透性腹泻：伴腹部刺痛（时间不定），肠道蠕动亢进，后解大便，解完腹痛缓解或消失，粪便中有营养液的原渣等，应少量多次服用，必要时更换剂型。渗出性腹泻：主要由炎症引起。这类患者会出现腹痛，且腹痛可能呈绞痛，便质较稀，粪便有臭味，肠内营养变质会造成这个情况，因此应现配现用，必要时冷藏。分泌性腹泻：粪呈水样，量多，无脓血，禁食不减轻或加重腹泻，可考虑使用抑制肠道分泌药物。动力性腹泻：粪便稀烂或水样，无渗出物，腹泻伴肠鸣音亢进或腹痛，可使用抑制肠道动力药物。对于任何类型腹泻，益生菌对于缓解症状，均有一定疗效。当然，最好经过医生判断后再决定下一步治疗方案。

应该如何记录饮食日记?

病例简介: 夏某,女,18 岁,确诊溃疡性结肠炎 1 年余,现规律服用美沙拉嗪肠溶片、中药汤剂治疗,临床症状控制尚可,1 周前不慎症状复发,再次就诊。

患者:大夫,我也不知道是吃什么犯的。

医生:你可以记录饮食日记,发现可疑食物,以后避免再吃。记录饮食日记对发现对什么食物不能耐受很有帮助。

患者:大夫,要怎么记录呢? 记录哪些内容呢?

医生:准备一个记录本,记录每天用药情况,所有吃过的食物的进食时间、地点、烹饪方法,饮用饮料的名称、量,进食后消化道反应(如腹痛、腹泻、腹胀、黏液脓血便等)及出现时间。

患者:哦,就是记录所有经口摄入东西的详细信息,然后记录不适症状的信息,发现两者关系。

患者疑问: 应该如何记录饮食日记?

专家解答: 研究表明,饮食因素在溃疡性结肠炎的发生发展过程中起重要的作用,溃疡性结肠炎患者通过饮食记录,可规范饮食习惯,发现可能有个体化不耐受饮食,而对治疗疾病起到一定的作用。患者在记录饮食日记时,需要记录每日用药情况,所有进食食物的进食时间、地点、烹饪方法,饮用饮料的名称、量,服用后消化道反应(如腹痛、腹泻、腹胀、黏液脓血便等)及出现时间等,并进行总结。

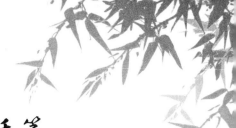

五、饮食生活篇

溃疡性结肠炎患者饮食需要注意什么？

病例简介:程某,女,21 岁,溃疡性结肠炎病史半年,规律口服美沙拉嗪颗粒剂治疗,症状控制可,为寻求中医治疗就诊于笔者处。

患者:大夫,这个病有什么忌口的?

医生:多吃新鲜的蔬菜水果,水果最好用开水泡一下再吃,不要吃牛羊肉,不喝牛奶豆浆,加工过的食物不要吃。

患者疑问:溃疡性结肠炎患者饮食需要注意什么?

专家解答:溃疡性结肠炎患者禁食辛辣刺激性、生冷、油腻、某些粗纤维食物(如韭菜、芹菜等)、高糖食物,腹胀者,避免豆浆、牛奶制品。有研究发现,麦麸、燕麦、黄豆、高纤维素谷类等食物在肠道内经细菌酵解后可产生丁酸盐,对结肠黏膜有保护作用,蔬菜和水果有类似的作用。当然,任何禁忌都不是绝对的。以上只是根据临床患者复发情况的特点,而总结出。每个溃疡性结肠炎患者需根据自身情况,如在食用某个食物引起溃疡性结肠炎症状的复发,则需要避免食用该食物。

抽烟对溃疡性结肠炎有何影响？ 饮酒对溃疡性结肠炎有何影响？

病例简介:钱某,男,51 岁,溃疡性结肠炎病史 7 年,吸烟史约 30 年,饮酒史 30 余年。现在规律口服美沙拉嗪颗粒剂治疗,症状控制可,为寻求中医治疗来就诊。

医生:平时抽烟喝酒吗?

患者:抽烟,也喝酒。听说抽烟能治疗溃疡性结肠炎,是真的吗?

医生:有研究显示,烟制品中的尼古丁可以改善结肠的炎症状况,吸烟有害,我们不建议因为这个就鼓励患者去吸烟。其他药物治疗也可以改善肠道炎症。

患者:那饮酒可以吗?

医生:不建议饮酒,中医学认为酒为辛热之品,溃疡性结肠炎患者肠道存在湿热之邪,饮酒能够助湿生热,加重或诱发本病。

患者疑问 1:抽烟对溃疡性结肠炎有何影响?

专家解答:目前的研究发现吸烟会对溃疡性结肠炎的发生起保护作用。烟制品中的尼古丁可引起结肠黏液成分及分泌量变化和肠道通透性改变,减少直肠血流量,使到达结肠黏膜表面的炎性介质减少,减轻患者症状,减少溃疡性结肠炎的发生和复发。当然,这绝非鼓励人们为防止溃疡性结肠炎而吸烟。吸烟对心血管、呼吸、胃十二指肠等的有害作用已有大量报道,吸烟对结直肠息肉和克罗恩病的发生也有促进作用。因此,不鼓励患者吸烟来治疗溃疡性结肠炎。

患者疑问 2:饮酒对溃疡性结肠炎有何影响?

专家解答:现代研究提示饮酒是溃疡性结肠炎的危险因素,饮酒者较不饮酒者更易患此病,饮酒量多者较饮酒量小者易患此病。且从中医学角度来说,溃疡性结肠炎患者肠道存在湿热之邪,酒为辛热之品,饮酒能够助湿生热,而诱发或加重溃疡性结肠炎的病情,加重临床症状。因此,主张溃疡性结肠炎患者应戒酒。

溃疡性结肠炎可以食用奶制品、豆制品吗?

病例简介:陈某,女,26 岁,溃疡性结肠炎病史 1 年。一直口服美沙拉嗪肠溶片,应用美沙拉嗪栓纳肛治疗。症状易反复,现大便 2~3 次 / 天,有黏液,偶便中带血,时有腹部不适,大便前左下腹疼痛,便后可缓解,进食后时有腹胀,饮食一般,小便可。初诊。

患者:我是一个溃疡性结肠炎患者,感觉肚子胀得比较明显。解大便之前偶尔肚子有点痛,大便完了就好了。大夫,溃疡性结肠炎患者是不是不能喝牛奶?

医生:腹部有不适症状者,不建议喝牛奶。

患者:我吃饭也不好,喝点奶制品本想可以补充点营养。

医生:喝完后肚子有不舒服,说明喝完后会影响病情,喝了牛奶也不怎么吸收,等于没喝,而且还加重病情。

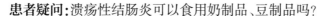

患者疑问：溃疡性结肠炎可以食用奶制品、豆制品吗？

专家解答：现代研究认为，奶制品摄入过多可能会引起溃疡性结肠炎的复发。研究发现，大量牛奶的摄取，其蛋白成分对胃肠道黏膜产生的过敏反应可能与溃疡性结肠炎的发生有关。牛奶中含有乳糖，而乳糖在体内分解代谢需要有乳糖酶的参与，有些人因体内缺乏乳糖酶，使乳糖无法在肠道消化，从而造成了肠鸣、腹痛、腹胀和腹泻等现象，医学上称为"乳糖不耐受症"。因此，不建议患者多喝牛奶。对于喝完牛奶后无不适者，可少量喝奶制品，最好喝酸奶。

对于溃疡性结肠患者的急性期，患者有腹痛腹胀等症状，建议患者避免食用豆制品。因为豆制品进入消化道后，会使肠道产气增加，引起患者腹痛腹胀症状加重。缓解期患者无明显症状，可适量食用豆制品。当然，如果食用豆制品后出现不舒服的症状，应避免食用。

溃疡性结肠炎患者可以吃水果吗？溃疡性结肠炎患者是不是可以多吃蔬菜？

病例简介：高某，女，27岁，溃疡性结肠炎病史5年。间断服药中药及美沙拉嗪肠溶片治疗，目前大便1~2次/天，有黏液，脓血不明显，近1个月一直口服中药治疗。复诊。

患者：大夫，上次我吃了韭菜感觉不舒服。

医生：我们临床上也发现有些人吃完不能耐受，你如果吃完不舒服，以后就别吃了。

患者：那大夫，我可以吃水果吗？可以多吃点蔬菜吗？

医生：水果偏寒，少吃点可以，吃之前最好在开水里泡一下，不要吃凉的。新鲜的蔬菜当然可以吃，但也不要过量。

患者疑问1：溃疡性结肠炎患者可以吃水果吗？

专家解答：可以吃水果。现代研究发现，食用新鲜的蔬菜水果会减少溃疡性结肠炎的复发。但从中医学角度来说，水果类多属寒性，溃疡性结肠炎患者本身存在脾胃虚寒的症状，适当进食水果是比较合适的。且最好把水果分成小块，在开水里泡一会儿，温了以后再吃，但也要适量。

患者疑问2：溃疡性结肠炎是不是可以多吃蔬菜？

专家解答：可以吃。新鲜的蔬菜水果可减少溃疡性结肠炎复发。膳食纤维在肠道被肠道菌群分解产生短链脂肪酸,包括醋酸盐、丁盐酸、丙酸盐。其中丁盐酸是结肠黏膜尤其是末端结肠黏膜上皮的主要能量来源,同时通过抑制促炎因子的形成,对结肠黏膜具有保护作用。溃疡性结肠炎患者可食用新鲜的蔬菜,但其纤维素含量过高,有通便作用,可能会增加患者腹泻症状。因此,建议适量食用。

溃疡性结肠炎患者可不可以吃零食?
溃疡性结肠炎患者可以喝饮料吗?

病例简介:王某,女,22岁,溃疡性结肠炎病史半年。规律服药中药及美沙拉嗪肠溶片治疗,现大便2次/天,有黏液,偶有脓血。初诊。

患者:大夫,我平时爱吃零食,可以吃吗? 会对病情有影响吗?

医生:不要吃零食,吃新鲜的蔬菜水果。

患者:平时学习压力大的时候就爱吃零食,那饮料可以喝吗?

医生:建议溃疡性结肠炎患者不吃零食、加工过的食物和饮料,里面添加了很多的防腐剂,而且也没什么营养。

患者疑问1:溃疡性结肠炎患者可不可以吃零食?

专家解答:不建议吃零食。零食属于高脂类食物,经过加工后,很多营养成分丢失,零食中会加入防腐剂,有些零食甚至含有其他有害物质。因此,对于溃疡性结肠炎患者,任何零食,都不建议食用。

患者疑问2:溃疡性结肠炎患者可以喝饮料吗?

专家解答:不建议喝饮料。硫化物对结肠细胞具有毒性作用。由于非有机硫酸盐(包括二氧化硫、硫化氢、亚硫酸盐)在饮料中作为防腐剂广泛的应用,因此建议溃疡性结肠炎患者不喝饮料。

溃疡性结肠炎患者可以喝茶吗?

病例简介:蔡某,男,30岁,溃疡性结肠炎病史3年。间断服药中药及美沙拉嗪肠溶片治疗,近1个月症状再发,规律服用西药及中药汤剂治疗。现大便2~3次/天,偶有少量黏液脓血。腹痛腹部不适明显,伴里急后重,肛门坠胀感。复诊。

患者:大夫,我平时爱喝茶叶,喝开水没什么味道,茶叶可以喝吗?

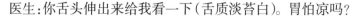

医生：你舌头伸出来给我看一下（舌质淡苔白）。胃怕凉吗？

患者：胃怕冷，平时不敢吃凉的东西。

医生：那你喝点红茶吧，泡淡一点。

患者疑问：溃疡性结肠炎患者可以喝茶吗？

专家解答：多数溃疡性结肠炎患者都具有脾阳不足证的表现，即腹部怕凉，吃凉的食物腹泻容易加重，而红茶性温，因此，可选择饮用少量红茶，但以清淡为主，避免喝浓茶，浓茶可刺激肠道的蠕动，使得腹泻加重。

溃疡性结肠炎患者能不能运动？

病例简介：刘某，男，25 岁，溃疡性结肠炎病史 2 年。现大便 1~2 次 / 天，有少量黏液脓血，腹痛不明显，有里急后重、肛门灼热疼痛。近 1 年一直口服中药治疗。西药逐渐减量，病情平稳。复诊。

患者：大夫，我们学校最近有运动会，我想参加篮球比赛，这个会对我的病情有影响吗？感觉得了这个病后，我整个人的免疫力都下降了，我想多运动，增强体质。

医生：最好不参加，篮球对于你来说，运动量太大。你平时可以多走走路、散散步什么的，篮球、足球、短跑这类运动强度太大，不适合你，反而会起反作用。

患者疑问：溃疡性结肠炎患者能不能运动？

专家解答：适当运动可增加患者免疫力，增强患者抗病能力。因此，主张溃疡性结肠炎患者适当运动，但应避免剧烈运动，如踢足球、打篮球等。

溃疡性结肠炎患者适合吃哪种中医药膳？

病例简介：容某，女，35 岁，溃疡性结肠炎病史 3 年。现大便 1~2 次 / 天，有少量黏液，无脓血，腹痛、腹胀、里急后重症状不明显，近 1 年一直口服中药治疗。西药已停用。复诊。

患者：大夫，我听别人说可以吃一点药膳，我可不可以吃点？

医生：舌头伸出来给我看一下（舌红，苔薄微黄，脉细）。

医生：可以吃点。

患者：那我适合吃什么呢？

医生：你可以煮粥加点山药、薏苡仁、马齿苋等。可以稍微加点大枣调一下味道。

患者疑问：溃疡性结肠炎患者适合吃哪种中医药膳？

专家解答：中医药膳需要在中医辨证的基础上选择。适合溃疡性结肠炎患者的药膳目前也有研究，提示药膳能够改善患者症状，稳定病情。溃疡性结肠炎急性期，饮食差，口服中药汤剂口感差，适当加用药膳，食药同步亦可行。对于溃疡性结肠炎患者，可食用茯苓山药薏苡仁粥，组成：茯苓 30g，山药 30g，薏苡仁 50g，粳米 100g。湿热偏重者，可加用马齿苋 15g；脾虚者，加用黄芪 30g、白术 15g、大枣数枚；气滞血瘀重者，可加用丹皮 10g；肝肾不足者，可加用当归 10g、枸杞 10g。做好在咨询专家意见后，选择适合自己的药膳，以免食用不适合自己的药膳，加重病情。

溃疡性结肠炎患者家庭生活要注意什么？

病例简介：宁某，男，31 岁，确诊溃疡性结肠炎 2 年余，现规律服用美沙拉嗪肠溶片、中药汤剂治疗，既往曾服用糖皮质激素治疗，现已停用 2 个月。目前患者大便 1~3 次 / 天，不成形，偶有少量黏液脓血。初诊。

医生：看你带了 2 个小孩，平时家里生活环境怎么样？

患者：就是有点吵，小孩子嘛，难免的。

医生：家庭环境对你的病情恢复很重要。如果可能，尽量保持家庭生活环境舒适、安静、和谐。

患者：了解了。像我这样的患者家庭生活还需要注意些什么呢？

患者疑问：溃疡性结肠炎患者家庭生活要注意什么？

专家解答：家庭是患者生活和修养的主要场所，家庭环境可直接影响患者心情、身体的舒适、饮食情况、心理健康等情况。溃疡性结肠炎患者应保持安静的家庭生活环境，避免喧闹，注意生活用品的卫生，家人应关心溃疡性结肠炎患者，对患者多鼓励、多帮助、多沟通，增加患者抵抗病魔的自信，督促患者按时、规律服用药物。

溃疡性结肠炎患者如何进行自我调养与护理？

病例简介：迟某，女，35 岁，确诊溃疡性结肠炎 3 年余，现规律服用美沙拉

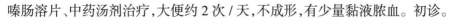

嗪肠溶片、中药汤剂治疗,大便约 2 次 / 天,不成形,有少量黏液脓血。初诊。

患者:大夫,作为溃疡性结肠炎患者,平时要注意什么?

医生:要注意生活记录;按时服用药物;调畅情志;加强营养;注意饮食;注意休息,避免熬夜。清淡饮食,进食新鲜事物,避免腌制、加工过的食物,戒烟戒酒,少吃牛羊肉,禁韭菜、芹菜;腹胀者,避免牛奶、豆浆等产气食物。

患者疑问:溃疡性结肠炎患者如何进行自我调养与护理?

专家解答:溃疡性结肠炎患者药物治疗是一个重要的方面,平时生活中也需要进行自我调护。首先,需要进行生活记录,包括饮食日记、运动日记等;再者,需要进行情志调护,保持愉悦的心情有利于病情的恢复;最后,要注意个人卫生,多进食新鲜蔬菜水果,管住嘴,合理饮食、休息、锻炼。

溃疡性结肠炎患者可以过性生活吗?

病例简介:秦某,男,36 岁,确诊溃疡性结肠炎 4 年余,规律服用美沙拉嗪肠溶片、中药汤剂治疗,现大便 3 次 / 天,时有少量黏液脓血,偶乏力。

患者:这个病会对性生活有影响吗?

医生:你有不舒服的时候吗?

患者:对,我感觉性生活后,肠道不舒服。那溃疡性结肠炎患者可以过性生活吗?

医生:可以的。但疾病活动期应减少性生活,避免劳累。

患者疑问:溃疡性结肠炎患者可以过性生活吗?

专家解答:通过对溃疡性结肠炎生活质量调查发现,溃疡性结肠炎病情对患者性生活存在一定的影响,可能与患者长期服药、症状复发、病程较长、性生活引起疾病复发等多种因素相关。活动期症状明显者,性生活可能会加重病情,应尽量减少性生活,待病情稳定,可进行正常性生活,但应避免劳累诱发疾病。

有肠道狭窄的溃疡性结肠炎患者饮食应该注意什么?

病例简介:季某,女,34 岁,确诊溃疡性结肠炎 7 年余,长期间断口服美沙拉嗪颗粒剂治疗,同时长期间断服用中药汤剂治疗,因不注意饮食、休息,不坚持规律服药等因素,导致病情易反复,出现肠道狭窄,前来复诊。

患者:前段时间我肚子不舒服去做了个腹部 CT,说我有段肠子肠壁增厚,管道狭窄。吓得我去做了肠镜检查,就说局部炎症明显,是有段肠腔有点狭窄。饮食有什么需要注意的吗?

医生:就是我平时和你说的,清淡、易消化、软食-半流质饮食,等症状改善、炎症消除后,可恢复饮食。一定要规律吃药。不要累着了。

患者疑问:有肠道狭窄的溃疡性结肠炎患者饮食应该注意什么?

专家解答:溃疡性结肠炎患者因肠道本身炎症可导致肠道的狭窄,或因手术等因素导致,对于存在肠道狭窄的患者,建议以软食-半流质为主,首先保持大便松软,防止出现大便无法通过狭窄口的情况;非手术所致狭窄,多与肠道炎症引起肠道纤维化相关,因此,控制疾病的活动是预防狭窄的关键因素,饮食、劳累、情绪是患者病情复发的重要因素,对于已经出现肠道狭窄的患者,一定要注意饮食、注意休息、保持愉快的心情,防止病情的反复。

短肠综合征患者的营养补充要注意什么?

病例简介:钱某,男,32 岁,确诊溃疡性结肠炎 3 年余,长期间断口服美沙拉嗪颗粒剂治疗,3 个月前因肠扭转导致坏死性肠梗阻行部分小肠切除术,术后出现大量腹泻,考虑短肠综合征,现腹泻症状较前稍缓解,每天 4 次左右,已恢复正常饮食,初诊。

患者:您好! 我是一个溃疡性结肠炎患者,3 个月前因为肠扭转、肠梗阻做了小肠部分切除术。刚做完手术时,我拉肚子特别厉害,完全靠输液治疗。现在基本恢复了,但是医生说我现在有短肠综合症,需要补充营养。您说我补充营养需要注意些什么?

患者疑问:短肠综合征患者的营养补充要注意什么?

专家解答:短肠综合征是因小肠不足 60cm 或 1cm/kg 而导致的消化、吸收功能障碍引起的吸收不良综合征。对于短肠综合征患者,由于肠道吸收面积减少,可能会出现水电解质平衡紊乱,维生素的缺乏等,在疾病的早期需要补充上述物质,并定期复查。目前研究显示,谷氨酰胺、生长激素及膳食纤维对残留小肠有明显促代偿作用。因此,建议额外补充上述物质。对于短肠综合征,食物的刺激对于促进残留小肠代偿具有十分重要的作用,尽管饮食中营养物质不能被完全吸收,但仍应坚持摄食。恢复期,注意补充脂溶性维生素、维生素 B_{12}、微量元素等。

造口患者的营养补充要注意什么？

病例简介：江某，男，58岁，确诊溃疡性结肠炎15年余，长期口服美沙拉嗪颗粒剂及中药汤剂治疗，2个月前因肠镜检查发现直肠部分肠黏膜癌变，行直肠切除术，并行造瘘术，就诊于笔者处。

患者：您好！我是一个溃疡性结肠炎患者，2个月前做了直肠切除+造瘘术。大夫，除了平时的正常饮食，我需要额外补充点什么呢？有什么需要注意的？

医生：手术对人体是大的创伤，需要补充足够营养、防治伤口感染、注意局部卫生。其他没什么，平时可以吃点容易消化的食物，保持大便稀软，防止造瘘口堵塞。

患者疑问：造口患者的营养补充要注意什么？

专家解答：溃疡性结肠炎患者肠道造口适用于炎性肠病行全结肠切除或结直肠切除术后永久改道、回肠粪便暂时改道，以利于溃疡性结肠炎等病变获得缓和、促进结肠或结直肠吻合的愈合。造口患者常见肠梗阻、造口小肠脱垂、造瘘口狭窄、造口坏死、小肠黏膜与造瘘口皮肤分离、造瘘口周围皮肤糜烂及感染、造口旁疝、造口回缩、术后高排量、脱水等并发症，对患者营养状况影响相对短肠综合征患者少。对于造口患者，需要适当加强营养，提高抗病能力，其营养补充要注意以下几个方面：

（1）进餐要规律，恢复期和康复期间的造口患者可按正常餐饮用餐，进食时应充分咀嚼食物，做到细嚼慢咽。

（2）进食适量的膳食纤维，因为膳食纤维可以调整肠道功能，减少便秘和腹泻发生，注意将蔬菜切细比较好；补充足够的水分，可软化大便，防止便秘。对回肠或升结肠造口者，充足的水分可减少水分丢失的症状。

（3）限制饮酒，少量饮酒可以考虑；但啤酒会引起稀便或腹部不适。

（4）避免高脂肪饮食，包括肥肉、鸡皮和鸭皮等，脂肪含量高的食物会引起腹泻。

（5）尽量不吃易引起腹部不适、胃肠胀气的食物，如萝卜、豆类、牛奶、洋葱、啤酒及含碳酸盐的饮料、坚果等；尽量避免吃易产生臭气的食物，如葱、蒜、洋葱、韭菜、八角等；平时可常饮新鲜果汁和脱脂酸奶。

（6）尽量避免吃易引起腹泻的食物，如咖喱、辣椒、牛奶、冷饮、酒类等。

（7）尽量避免服用易引起造口堵塞的食物，如芹菜、玉米、果皮、干果等。

在使用免疫抑制剂过程中，突然被狗或猫咬了怎么办？

病例简介: 查某，男，52岁，确诊溃疡性结肠炎10年余，近期正在接受免疫抑制剂治疗，但在路上不小心被一只流浪狗咬伤，狗的健康状况不是很清楚，所以现在需要打狂犬疫苗，但因使用免疫抑制剂，不知能不能打，前来咨询。

患者:您好！我被狗咬了，想打狂犬疫苗，不知道能不能打。

医生:那只狗健康吗？打疫苗了吗？

患者:我也不是很清楚，狗咬完我就跑了。

医生:那得打疫苗。

患者:我最近正在口服免疫抑制剂，可以打吗？

医生:建议适当调整免疫抑制剂，万一得狂犬病，那真的没法治疗了。那个狗的健康状况又不是很了解，风险更大了。

患者:口服免疫抑制剂，对打疫苗有影响吗？

医生:据我了解，可能会导致接种失败，你先去防疫站，综合评估病情后再行决定进行疫苗注射。

患者疑问: 在使用免疫抑制剂过程中，突然被狗或猫咬了怎么办？

专家解答: 溃疡性结肠炎患者，在日常生活中，如不慎被狗或猫咬，而又不能确定该动物是否为健康动物时，应先自行用肥皂水将伤口反复彻底清洗干净，这样可将侵入的病毒大部分冲洗掉，建议应按肌内注射方式接种疫苗，并适时检测抗体滴度，如果接种后血清抗体仍呈阴性（没有接种成功），应咨询防疫工作人员，进行及时处理。接种后，与自己的溃疡性结肠炎主治医生商议，只有在万不得已的情况下才使用免疫抑制剂等导致机体免疫抑制的制剂。同时应在接种后及时检测狂犬病抗体，以确认机体是否建立有效免疫体系。具体可咨询防疫工作人员。

得了溃疡性结肠炎，可以外出旅游吗？

病例简介: 夏某，女，36岁，确诊溃疡性结肠炎3年余，现长期口服美沙拉嗪肠溶片及中药治疗，大便3~4次/天，偶有少量黏液脓血，腹部无明显不适，营养状态尚可。复诊。

患者:您好!我们公司组织外出旅游,我可以去吗?

医生:你现在大便里还有血,还没有控制住,我怕你去了病情又加重了,我不建议你去。

患者:大夫,那我以后好了可以出去吗?

医生:外出旅游,会比较累,而且饮食结构会改变,这都不利于疾病的恢复和稳定,我不建议外出旅游。当然考虑到实际问题,如果想外出旅游,最好是在疾病的稳定期,以轻松的旅游地为主。

患者疑问:得了溃疡性结肠炎,可以外出旅游吗?

专家解答:劳累、饮食等因素是影响溃疡性结肠炎患者病情的一个重要因素,外出旅游会导致劳累、饮食的改变,不建议患者外出旅行。当然,现代社会,外出旅行已成为很好的放松方式,作为溃疡性结肠炎患者,如果很想外出旅行,应选择在疾病稳定期外出,寻找轻松、气候适宜的旅游景点,不可劳累,要保持良好的睡眠,外出饮食一定要注意,宜清淡、卫生、易消化。

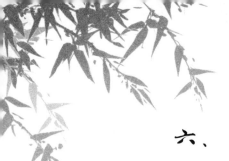

六、生育及儿童篇

（一）生育

溃疡性结肠炎会不会遗传？溃疡性结肠炎患者可不可以怀孕？

病例简介：张某，女，28岁，已婚未育，确诊轻度溃疡性结肠炎2年余，口服美沙拉嗪肠溶片治疗半年，同时服用某中药汤药治疗，病情基本缓解，前来复诊。

患者：我结婚将近4年了，刚开始没想马上要小孩，又赶上患上了溃疡性结肠炎，所以思想上有很多顾虑，我们能不能要个宝宝？有人说这个病有可能遗传，最好不要小孩。可是我们都到了这个年龄，双方老人都想我们生个小孩，没有孩子，我也担心我们的婚姻基础可能也会发生动摇。

患者疑问：溃疡性结肠炎会不会遗传？溃疡性结肠炎患者可不可以怀孕？

专家解答：这个问题是很多患有溃疡性结肠炎的育龄夫妇所关心的。从优生优育的角度来讲，炎性肠病患者的下一代患炎性肠病的风险是正常人的2~13倍，根据一些国外的数据，单父母一方患有炎性肠病时，子女的患病风险为1.5%~3.5%，当父母双方都患病时，子女风险为32%~36%，目前分子生物学的研究证实了炎性肠病存在多基因遗传因素。

当然，遗传给下一代的风险是有，但不等于说不可以怀孕。溃疡性结肠炎虽说有一定的遗传倾向，但是是否发病尚取决于后天的生活方式等条件，况且大多数溃疡性结肠炎经治疗后，病情是可以稳定的。

溃疡性结肠炎会不会传染给家人？

病例简介：李某，女，35岁，已婚，确诊轻度溃疡性结肠炎1年余，服用某中药汤药治疗，病情基本缓解，前来复诊。

患者：医生，我有些担心，我的病会不会传染给家人？我平时都不愿意和别人一起吃饭，听说痢疾是会传染的，这个病传染吗？

患者疑问：溃疡性结肠炎会不会传染给家人？

专家解答：痢疾是由痢疾杆菌引起的传染病，往往是由于进食不洁食物而感染痢疾杆菌导致的，一些常见肠炎引起的腹泻可能是感染大肠杆菌等致病因素而导致的。而溃疡性结肠炎并非传染病，因此不会传染给家人。之所以提出这样的问题，可能是一些溃疡性结肠炎患者急性腹泻之后发病，初期表现可能与痢疾的发病非常相似，出现腹痛腹泻，大便有黏液和脓血，里急后重，发热等。目前认为溃疡性结肠炎诱发因素可能与肠道急性感染相关，但还涉及遗传易感性、精神心理、环境因素和免疫功能紊乱等很多因素。

溃疡性结肠炎患者什么时候可以怀孕？

病例简介：潘某，女，28 岁，已婚未育，确诊轻度溃疡性结肠炎 3 年余，口服中药配方颗粒治疗 2 年，病情基本缓解，前来复诊。

患者：我什么时候怀孕比较好？前段时间一直想要个孩子，但是因为患病吃药的原因，一直没敢要。

患者疑问：溃疡性结肠炎患者什么时候可以怀孕？

专家解答：一般建议在病情完全控制缓解 3 个月以上可以怀孕。溃疡性结肠炎患者在病情活动期时因为营养状态不佳，并且服用药物较多，如怀孕可能导致胎儿发育受到影响，流产早产的概率大大增加，同时因为服用某些药物还可能导致胎儿的畸形，新生儿的低体重发生率高等，因此在病情活动期不宜怀孕，并且怀孕成功率低。在病情没有得到控制的情况下即使怀孕，在怀孕期间病情复发可能性也较大。

溃疡性结肠炎患者怀孕期间病情复发怎么办？

病例简介：田某，女，32 岁，确诊重度溃疡性结肠炎 2 年余，口服中药和美沙拉嗪肠溶片治疗 1 年，病情基本缓解，现服用中药维持治疗，怀孕 1 个月，近 2 周感腹部不适，大便质稀，未见脓血，前来复诊。

患者：我以前有溃疡性结肠炎病史，这 2 周感觉脐周不舒服，腹胀，大便次数有所增加，但是没有便血。关键是我怀孕了，我也不敢吃药。你看怎么办好?

患者疑问:溃疡性结肠炎患者怀孕期间病情复发怎么办?

专家解答:主要还是看病情。如果是病情较轻的以左半结肠为主,病情较轻,大便次数不多,脓血便不明显,应该调整饮食,平时饮食不要过凉,要注意腹部保暖,不要吃过多油腻食物。以灌肠局部用药、中药口服等为主,这样可以避免全身用药的副作用,减轻对胎儿的影响。在怀孕前 3 个月治疗,风险相对大一些,3 个月后治疗风险相对较小。如果病情发展,便血较多而且频繁,伴有发热等,一定要尽早征求医生意见,如果保胎,就要选用对胎儿影响较小的药物,同时要密切观察胎儿的种种变化,如病情加重,胎儿出现异常,必要时流产或引产。

溃疡性结肠炎患者怀孕期间可以灌肠吗?

病例简介:田某,女,32 岁,确诊重度溃疡性结肠炎 2 年余,口服中药美沙拉嗪肠溶片治疗 1 年,病情基本缓解,现服用中药维持治疗,已经怀孕 2 个月,近 2 周感腹部不适,大便质稀,未见脓血,前来复诊。

患者:您好!我这种情况可以灌肠治疗吗? 以前没怀孕的时候曾经中药灌肠治疗,效果还挺好的。我现在正怀孕呢,能灌肠治疗吗? 我有点担心。

患者疑问:溃疡性结肠炎患者怀孕期间可以灌肠吗?

专家解答:可以。一般来讲影响不大,但是要注意怀孕前 3 个月如有可能,尽量避免。灌肠尽可能避免应用毒性药物就可以。

溃疡性结肠炎患者哺乳期能吃药吗?

病例简介:吴某,女,32 岁,确诊中度溃疡性结肠炎 5 年余,口服中药和美沙拉嗪肠溶片治疗 1 年,病情基本缓解,已经停止中药和美沙拉嗪肠溶片治疗。产后 1 个月哺乳期,近 2 周感腹部不适,大便质稀,可见少量黏液和脓血,前来复诊。

患者:大夫,我感觉我的溃疡性结肠炎可能复发了,可是我正处于哺乳期,能服药吗?

患者疑问:溃疡性结肠炎患者哺乳期能吃药吗?

专家解答:溃疡性结肠炎患者病情缠绵难愈,难免涉及哺乳期间需要服用药物,而母亲最担心的就是药物是否随乳汁排出,从而为婴儿所吸收,是否对婴儿有影响,是每一位哺乳母亲的心头之患。

个重要原则是如果病情不是很严重,靠饮食及休息能够控制病情的,在哺乳期尽可能不要服用药物。

如果病情活跃反复发作,选择中药治疗,副作用较小。

常用西药治疗当中,小剂量美沙拉嗪是较为安全的,糖皮质激素类可能对孩子的发育造成影响。

如果病情较为严重,必须应用免疫抑制剂等,一定要在医生指导下,停止哺乳。

溃疡性结肠炎患者能不能喝孕妇奶粉?

病例简介:李某,女,28 岁,患溃疡性结肠炎 10 年余,平时体质较弱,怀孕3 个月余。

患者:您好!我患病好多年了,好不容易怀孕了,体质比较弱,生怕保不住孩子,或者孩子发育不好。最近听说怀孕妇女流行喝孕妇奶粉,对胎儿发育有好处。特意来门诊咨询。

医生:任何奶粉都是有牛奶的,患溃疡性结肠炎,喝牛奶容易复发,还是要慎重。

患者疑问:溃疡性结肠炎患者能不能喝孕妇奶粉?

专家解答:孕妇奶粉是低乳糖孕妇配方奶粉,富含叶酸、唾液酸 SA、亚麻酸、亚油酸、铁质、锌质、钙质和维生素 B_{12} 及膳食纤维等营养素,计划怀孕和哺乳期妇女同样适用。但是牛奶毕竟是孕妇奶粉的基础,而牛奶对诱发或加重溃疡性结肠炎患者的病情是起了非常不好的作用的,尤其是一些配方孕妇奶粉可能添加了一些膳食纤维起到缓泻的作用,有可能加重溃疡性结肠炎患者腹泻的症状,因此不建议溃疡性结肠炎患者喝孕妇奶粉。

溃疡性结肠炎患者怀孕期间怎么补充营养?

病例简介:李某,女,28 岁,患溃疡性结肠炎 10 年余,平时体质较弱,怀孕4 个月余。最近听说怀孕妇女流行喝孕妇奶粉,对胎儿发育有好处。特意来门诊咨询。

患者：你说不建议喝奶粉，那你看我这身体营养状况不好，应该怎么办才好呢？

医生：补充营养的方式方法很多，获取蛋白质的途径有多种，比如鸡肉鱼肉都是比较好的，关键营养要均衡。

患者疑问：溃疡性结肠炎患者怀孕期间怎么补充营养？

专家解答：怀孕期间需要加强营养，一些孕妇往往食欲非常亢进，进食量以及品种往往会得不到控制，如果患有溃疡性结肠炎就可能导致病情复发或者加重病情，那么溃疡性结肠炎患者怀孕期间怎么补充营养呢？

首先，饮食要新鲜，尤其不可以吃一些剩饭剩菜，因为剩饭剩菜很可能出现变质，加重胃肠负担，病情很可能复发，这些对于溃疡性结肠炎患者非常重要，多好的治疗赶不上一次饮食不慎导致病情复发，为下一步治疗带来好多麻烦。

其次，以清淡为主，以软烂稀饭及发面食物为佳，温热避免寒凉。粗硬食物也就是高纤维素食物需要避免。辛辣刺激食物中医学视为发物，应该避免。

高蛋白食物避免牛奶，可以用瘦猪肉、鸡汤、淡水鱼汤等代替。

水果避免吃一些性寒的，比如梨、西瓜，吃苹果要蒸熟后再吃。

溃疡性结肠炎患者怀孕期间哪些中药对胎儿有不良影响？

病例简介：李某，女，28 岁，患溃疡性结肠炎 10 年余，平时体质较弱，怀孕5 个月余。近 2 周感腹胀腹痛肛门下坠感，大便偏稀。来门诊就诊。

患者：我以前有溃疡性结肠炎病史，这 2 周感觉脐周不舒服，腹胀，大便次数有所增加，但是没有便血。关键是我怀孕了，你看能否服中药治疗啊？哪些中药对胎儿影响不好？

患者疑问：溃疡性结肠炎患者怀孕期间哪些中药对胎儿有不良影响？

专家解答：一些孕妇认为中药安全，副作用小，对胎儿无不良影响，这种看法是不全面的。中药也是药，是药三分毒，也可能对胎儿有影响。中医学在几千年的医疗实践中总结出，大凡具有重镇、滑利、攻破、峻泻、大毒、大热等作用的中药在怀孕期都应禁用或慎用。现介绍如下供参考：①怀孕期禁忌中药：巴豆、牵牛子、铅粉、水银、大戟、麝香、土牛膝、商陆、蜈蚣等。②怀孕期慎用中药：附子、乌头、生大黄、芒硝、甘遂、芫花、三棱、生南星、凌霄花、刘寄奴、马鞭草、皂角刺、生五灵脂、穿山甲、射干、雄黄、硼砂等。③怀孕期不能单独应用的中药：当归尾、红花、桃仁、蒲黄、苏木、郁金、枳实、槟榔、厚朴、川椒、苦葶苈子、牛黄、木通、滑石等。④怀孕期禁用的中成药：牛黄解毒丸、大活络丹、小活络丹、至宝丹、六神丸、跌打丸、舒筋活络丸、苏合香丸、复方当归注射液、风湿跌打酒、十滴水、小金丹、玉真散、失笑散等。⑤怀孕期慎用的中成药：藿香正气丸、防风通圣丸、牛黄上清丸及蛇胆陈皮液等。

溃疡性结肠炎患者怀孕期间能用中药保胎吗？

病例简介：于某，女，28岁，患溃疡性结肠炎10年余，平时体质较弱，怀孕2个月余出现轻微腹痛，偶有阴道流血。

患者：您好！我近期小腹轻微痛，偶有阴道流血，是不是先兆流产啊？不知道能否服用中药保胎。

医生：我建议你先到专业妇产科医院检查，如何保胎由专业医生决定。

患者疑问：溃疡性结肠炎患者怀孕期间能用中药保胎吗？

专家解答：溃疡性结肠炎患者如病情活动较严重，有可能导致先兆流产等，中医学认为一些患者可能有先天或后天的脾肾亏虚，但是针对吃中药保胎，需要具体来分析，如果是之前就有过流产的人，或者是怀孕之后有先兆流产的迹象的话，一般在医生的建议下是可以用中药保胎的，切勿自行选择保胎药。因为造成女性先兆流产的原因有很多，一定要在妇产科医生的指导下进行相关的检查。因此，保胎的方式也不同，对于中药保胎来说，不同原因造成的先兆流产，保胎药的成分也是不同的，因此一定要到医院由医生开中药保胎。

（二）儿童

溃疡性结肠炎会不会影响患儿的发育？

病例简介：李某，女，12岁，确诊轻度溃疡性结肠炎1年余，口服某中药汤药治疗3个月余，病情基本缓解，由家长带其前来复诊。

患儿家长：经过你的精心治疗，终于放下心了，刚开始看到孩子比别人家的孩子瘦小，一直很担心，将来孩子可能因为疾病影响发育，现在看来放心多了。个子和营养都比以前好多了，就是体力稍差一些，最近不敢让她参加一些重体力活动比如长跑啊什么的,已经申请避免参加体育课了,就怕孩子累着病情反复。

医生:我同意你的做法,治疗是一方面,休养得当同样重要!

患者疑问:溃疡性结肠炎会不会影响患儿的发育?

专家解答:患溃疡性结肠炎的年龄越早,出现营养不良的可能性越大,从而影响孩子的发育的可能性越大。临床观察克罗恩病患儿发生营养不良的可能性要远高于患溃疡性结肠炎的患儿,越是青春期前期患病的患儿出现发育不良,体重下降,身材矮小的可能性越大,这其中的原因主要是溃疡性结肠炎的炎性因子影响了食欲,导致了进食减少,当然也可以是长期腹泻导致吸收障碍,进而影响了营养状态,中医学认为脾胃为后天之本,脾虚影响水谷精微的消化吸收就会导致发育的正常。但是近些年随着生活水平的提高,治疗手段(包括中医)的增多及其对少儿溃疡性结肠炎的关注增加,营养不良的发生率在明显下降。

溃疡性结肠炎患儿可不可以正常上学?

病例简介:马某,男,13岁,确诊中度溃疡性结肠炎3年余,口服某中药汤药治疗半年余,病情基本缓解,由家长带其前来复诊。

医生:还有什么不舒服吗?上学感觉累吗?

患儿:挺好的,大便没有黏液和脓血了,肚子也不疼了,我可以正常上学了,是吗?

医生:是的,上学没问题。

患者疑问:溃疡性结肠炎患儿可不可以正常上学?

专家解答:经过良好的治疗,在病情稳定的情况下完全可以正常上学,但是应该避免重体力活动比如活动量比较大的体育课。如果病情处于活动期可以严重影响患儿的学习质量,所以病情处在明显活动期时,建议患儿休息,同时也有利于更好更快地康复。

溃疡性结肠炎患儿服药需要减量吗?

病例简介:李某,男,8岁,确诊轻度溃疡性结肠炎1年余,由家长带其前来就诊。

患儿家长:医生好,孩子还小,服药的剂量怎么样才好? 我怕剂量太大对孩子的身体带来副作用太大。

医生:放心,我们针对患儿的治疗在用药剂量上是经过认真权衡的,一些西药要根据体重来调整,中药安全范围相对要大,我们也会根据儿童的特点有所减少,同时在治疗的过程中还会根据患儿的反应进行调整。

患者疑问: 溃疡性结肠炎患儿服药需要减量吗?

专家解答: 中医学很早就认识到人体脏腑功能与年龄的关系,也非常强调药物品种和剂量要随患者年龄大小来调整。因为体重轻,肝肾功能没有发育完全,因此在用药上服药应根据患儿的体重身高营养状况来调整用药剂量,一般药物都有这方面的说明。一般在 15 岁以上的孩子基本可以参照成人用药,但是仍然要非常慎重。中药要医生根据患儿的情况调整用量,与成人还是有区别的,总体来讲中药安全范围还是比较大的。

溃疡性结肠炎对患儿造成了心理影响怎么办?

病例简介: 马某,男,13 岁,确诊轻度溃疡性结肠炎 3 年余,口服某中药汤药治疗半年余,病情基本缓解,但是孩子经常闷闷不乐,无精打采,也不太合群。由家长带其前来复诊。

患儿家长:您好! 孩子最近倒是没有腹泻,就是最近老是不大高兴,没精打采的,不知为什么?

医生:上学感觉累吗? 有什么不高兴的事吗?

患儿:还行,原来老是跑厕所,怕拉裤子里,上课时上厕所也不方便。最近虽然好些了,但是老怕,不知什么时候犯病,怕同学们笑话我。我也不知道该怎么办?

患者疑问: 溃疡性结肠炎对患儿造成了心理影响怎么办?

专家解答: 溃疡性结肠炎因为反复发病就医,可以导致患儿心情焦虑抑郁,同时如果引起患儿营养不良,发育迟缓,或者学习成绩下降,体育活动减少等原因,则还可以引起自卑等心理障碍,这给医务工作者和家长提出了严肃的问题,不仅要关注患儿疾病的缓解,同时更要关注患儿心理状态的改变,必要时请心理医生协助疏导或药物治疗。

服用中药能否影响溃疡性结肠炎患儿的生长发育？

病例简介：钱某，男，10 岁，确诊轻度溃疡性结肠炎 3 年余，口服美沙拉嗪肠溶片 1 个月效果不佳，服中药汤药治疗 1 个月余，病情基本缓解，由家长带其前来复诊。

患儿：挺好的，大便每天 1 次，但没有黏液和脓血了，肚子也不疼了，上学没问题。

患儿家长：好像最近长胖了，体重增加了 2kg，医生你说服中药治疗虽然有效，但是会不会将来影响孩子的生长发育啊？

患者疑问：服用中药能否影响溃疡性结肠炎患儿的生长发育？

专家解答：服用中药不会影响溃疡性结肠炎患儿的生长发育，反而因病情持续控制得很好，长时间得到缓解并改善患儿的生长发育，影响孩子生长发育的主要是疾病，治疗溃疡性结肠炎的药物当中对发育影响较大的主要是糖皮质激素，柳氮磺吡啶可能会影响叶酸的吸收利用从而影响营养状态。中药的使用尚未发现对生长发育有影响。

溃疡性结肠炎患儿可以参加体育运动吗？

病例简介：于某，男，13 岁，确诊轻度溃疡性结肠炎 3 年余，口服美沙拉嗪肠溶片 1 个月效果不佳，前来就诊，服用中药汤剂治疗，病情基本缓解，由家长带其前来复诊。

患儿：您好！我好多了，最近没有腹痛腹泻，大便每天 1 次，没有黏液脓血便，肛门也不下坠，体力也好多了，就是上体育课有点累，不大想去。

患儿家长：您好！你说孩子还能上体育课吗？看着别的小朋友在那里玩耍，孩子非常想去，但是又害怕累着，怎么办才好？

患者疑问：溃疡性结肠炎患儿可以参加体育运动吗？

专家解答：这分为几种情况。如果孩子患病期间，体育活动应该暂时停止，中医学认为过度劳累耗气伤阴，消耗正气，导致免疫力低下，病情复发；如果病情初愈，也应该适当增加运动，但是应适可而止，绝不可过劳。如果是病愈半年或 1 年以上，身体逐渐健壮，正气充足，可适量增加运动量，以身体能够耐受为度，但是运动后切忌饮冷贪食，如不慎，很容易因饮食不适导致病情复发。

七、个体化健康管理篇

溃疡性结肠炎患者为什么要进行生命质量评价？

病例简介：孙某，女，47岁，溃疡性结肠炎病史5年余，经治疗后症状稳定，目前处于溃疡性结肠炎缓解期，偶有腹泻症状，但患者对自己的疾病非常焦虑，每次只要有一点点症状就去医院就诊，反复行结肠镜检查，但结肠镜检查报告均提示为缓解期，家里开始对她的病很关心，但患者本身却十分痛苦，认为家人已经不再关心她了，家庭气氛也不和谐。这次因为她又出现一次不成形便，所以来门诊就诊。

患者：我上次吃药后，2个月都挺好的，这次又出现不成形便了。现在感觉浑身无力，肯定是贫血了，体温也高了。赶紧让我住院好好查一下吧，是不是上次漏诊了。现在也没人关心我了。

患者疑问：为什么患者的溃疡性结肠炎症状得到了控制，但患者本人和家属却仍处于苦恼中？

专家解答：广义上的生命质量（quality of life，QOL）评价基本上包括生理功能、心理功能、角色活动、社会适应能力和对健康状况的总体感受等方面。就这个患者而言，如果单从身体角度，她的溃疡性结肠炎无疑是控制得非常好的；但也可以看到，她的生活状况却不是很好，每天生活在对疾病的恐惧中，而且和身边人的交流出现了隔阂，所以她的心理功能、社会适应能力以及对健康的总体感受是下降的，那么她的QOL评分也应该是很差的，换而言之她活得不好。而溃疡性结肠炎患者病程长，症状反复发作，疾病往往将伴随其一生，长期的疾病及治疗药物的副作用对患者的生理、情感、社会能力和人生观等方面产生影响。研究显示无论是活动期还是缓解期的溃疡性结肠炎患者都存在QOL下降的问题。因此正确地使用QOL评分对溃疡性结肠炎患者进行评价，对指导治疗十分重要。比如这个患者显然她需要治疗的是心理方面的问题，而她反复在消化内科门诊寻求帮助是南辕北辙的，这种情况下应教育患者尽快至精神心理方面专科就诊，才能从本质上提升其QOL。

溃疡性结肠炎患者的治疗方案是否需要参考生命质量调整？

病例简介：吴某，女，24岁，诊断溃疡性结肠炎半年，患者半年前开始服用5-氨基水杨酸药物，但效果不理想，症状总是有反复。所以2个月前在医生建议下，开始使用糖皮质激素和中药治疗，目前维持口服泼尼松和中药。溃疡性结肠炎的症状控制得十分理想，但患者这次来就医，却高兴不起来。

患者：您看我最近是不是胖了，而且皮肤颜色也不好看，一直在出青春痘。过去的衣服都穿不下了，现在都不敢出门见人。吃药前，虽然您都和我讲了这些副作用，但现在我感觉我的生活质量受到了明显的影响，可否请您帮我调整一下治疗方案呢？。

患者疑问：溃疡性结肠炎患者的治疗方案是否需要参考生命质量调整？

专家解答：这个病例是一个年轻的女性患者，在服用糖皮质激素后出现了发胖、痤疮等副作用。从生命质量（quality of life，QOL）上来讲，她的QOL改变无疑较年龄相对更大的女性患者更明显。文献显示使用糖皮质激素者QOL评分较低，且众多的不良反应与糖皮质激素的使用均呈相关性。这个患者虽然在将强的松的用量逐步缩减，但因为诱导缓解治疗的需要，她的激素还需要小剂量地服用一段时间。然而，出于对患者QOL影响的考虑，还是应该对她的药物治疗进行调整，但也要和她交代这种调整的风险性。那么哪些疗法可以采用呢？免疫抑制剂、生物制剂等均可以显著提高溃疡性结肠炎患者QOL评分，且维持治疗能使其QOL提高。根据笔者的经验，大部分轻-中度的溃疡性结肠炎患者可以在5-氨基水杨酸药物维持治疗后，替换为中药维持方案，也能在稳定病情同时，显著改善QOL评分。

溃疡性结肠炎患者如何建立个体化的饮食菜单？

病例简介：王某，男，37岁，溃疡性结肠炎病史2年余，经治疗1年半后，患者病情平稳，口服中药配方颗粒和美沙拉嗪肠溶片2g/d维持治疗，症状控制良好。半个月前患者经家属建议服用"水果酵素"后再次出现黏液脓血便，4~6次/天，伴有腹痛、里急后重，时有发热，体温在38.5℃左右，复查肠镜提示溃疡性结肠炎（活动期，左半结肠型），现再次就诊。

患者：我之前还挺注意的，一直遵照医嘱，注意饮食，把酒也戒了，白酒、葡萄酒、米酒等都不喝，辛辣刺激、高纤食物也都没吃。就是半个月前一亲戚从国外带来的"水果酵素"，说专治肠道疾病，她送了我 1 桶，我就吃了，味道挺好的，没有异味。家里说这个有效果，而且这些年嘴管得太严，每天吃的都像儿童餐，这个口感不错，所以我吃的量很多，吃完 1 桶就出现腹泻症状了，逐步加重，现在更重了。

患者疑问：为什么缓解期的溃疡性结肠炎患者进食不慎就会复发？如何建立患者自己的饮食菜单？

专家解答：对于溃疡性结肠炎患者，一般推荐低纤维素、高蛋白食物，适当进食蔬菜水果，避免刺激性食物及油腻食物。但这种饮食控制是一定程度上剥夺患者进食快乐的，所以对于缓解期患者，医生不是一味地禁止患者更改食谱的。那么如何既能改善饮食口味和品种，又降低复发的风险呢？首先对于医生明确指出的酒类、咖啡、辣椒等刺激性饮食，一定要避免，但像许多富含营养也含有大量纤维素的蔬菜水果，医生推荐患者可以每次只加入 1 种食物，比如香蕉，从小量尝试，如果没有明显症状，可以适当增加，但也不宜过多，这样就可以扩展自己的个性化食谱了。但对于不常吃的或不常用做法的食物，应当和自己的主治医生沟通一下，不能贸然进食，这样可能会增加复发的风险。这个患者进食了"水果酵素"，本质上这类食物是发酵后的饮食，是富含益生菌的，但该患者在进食量上没控制好，同时没有单一进食，所以出现了问题。

溃疡性结肠炎患者如何有针对性地进行营养辅助治疗？

病例简介：张某，女，41 岁，溃疡性结肠炎病史 6 年余，患者病情平稳，口服中药维持治疗，症状无反复。但患者惧怕溃疡性结肠炎复发，对饮食控制得十分严苛，造成每日进食量不足，而且肤色黯淡，头发干枯，形体消瘦。近期复查血常规提示贫血，低蛋白血症，现再次就诊。

患者：大便常规、血常规我都是 3 个月复查 1 次，大便一直没有异常，但血色素一直偏低，我还吃了些补血的保健品，没想到这次更低了。你看我是不是溃疡性结肠炎复发了？

医生：你看，你这次复查的资料都在这里，你溃疡性结肠炎没有复发表现。但检查结果提示了严重的营养不良表现。

患者：那也奇怪了，我这病控制得好，怎么会营养不良呢？怎么样才能进行有针对性的营养辅助治疗呢？

患者疑问:溃疡性结肠炎患者如何有针对性地进行营养辅助治疗？

专家解答:在部分溃疡性结肠炎患者中存在对饮食控制矫枉过正问题,这些患者常表现为食欲差、精神弱,容易出现维生素及矿物质缺乏,而有些治疗药物的使用也会加重这些元素的缺乏。可以有针对性地进行营养辅助治疗。比如铁元素:溃疡性结肠炎患者由于本身铁储备较低,再加上对复发的恐惧,所以排斥进食富含铁元素的肉类和动物内脏,但缺铁会造成严重的贫血,使抵抗力降低,容易合并感染,从而加重溃疡性结肠炎,因此部分溃疡性结肠炎患者需要额外地补充铁剂;叶酸:许多溃疡性结肠炎患者叶酸水平比较低,特别是服用柳氮磺吡啶的患者,可适当补充;维生素 D 和钙:有些溃疡性结肠炎患者需要糖皮质激素治疗,这将会导致维生素 D 及钙水平的下降,可适当补充;Q-3 脂肪酸:这些脂肪酸存在于深海鱼中,一些研究表明它可以减轻溃疡性结肠炎症状。

但需要指出的是溃疡性结肠炎患者存在个体差异,不同人对同一食物的敏感性是不同的。溃疡性结肠炎症状严重时期,细嚼慢咽有助于消化,或者采用少食多餐的进食策略,可以尝试每天进食 6~8 次;即使处在溃疡性结肠炎的缓解期,仍然需要保持健康的饮食;进食食物尽量多样化,必要时可向患者的主治医师或营养学家咨询。

溃疡性结肠炎患者如何进行压力管理?

病例简介:王某,男,23 岁,1 年前诊断溃疡性结肠炎,1 年来患者一直口服中药和美沙拉嗪颗粒治疗,病情平稳。但 2 个月前患者因考试压力,再次出现腹泻,脓血便,发热,消瘦等表现,但因学业紧张一直未就诊,现因症状严重,再次就诊。

患者:医生,1 年前我的病情在你的治疗下,很快就进入了缓解期,我也一直坚持口服中药和美沙拉嗪颗粒,1 年来未再出现腹泻症状。我觉得这次加重,和 2 个月前的考试压力有关。

医生:压力很大吗?

患者:因为我之前休学了一段时间,所以如果这次考试不通过,我可能就拿不到学位了,所以我对这次考试,十分重视,每天看书都要很晚,吃饭有时也不规律。

医生:我看了你复查的资料,这次肯定是溃疡性结肠炎再次进入活动期了,这次我们不但要调整药物治疗,同时也要和你谈谈心理因素对于溃疡性结肠炎的影响呢。

患者:我确实感觉到心理压力对我的病情影响很大。我该如何调节呢?

患者疑问:溃疡性结肠炎患者如何进行压力管理?

专家解答:压力与溃疡性结肠炎的复发及症状的加重有密切联系,压力可来源于对疾病的烦恼、生活的压力或家庭关系,等等。当溃疡性结肠炎患者觉得压力重时,肠功能会出现紊乱,甚至会造成肠道结构改变。如果压力不太可能避免,但可以让患者学习控制它的方法。①运动:适当运动就可以减轻压力,缓解抑郁,恢复肠道功能,可以在医生指导下为自己制订一份运动计划。②生物反馈:利用生物反馈仪可以帮助降低肌张力,减慢心率,它是一种控制压力的技术,它将教会如何自我调节以使自己进入一种完全放松的状态,从而轻松控制压力。③固定的放松和呼吸练习。一种有效的处理压力的方法,就是进行放松和呼吸练习,练习瑜伽或冥想是不错的选择。④其他技巧:每天做一点可以令患者自身放松的事情,如听音乐、阅读、电脑游戏或泡个热水澡。通过合理的压力管理,可以使溃疡性结肠炎患者释放压力,从而促进肠道功能恢复,这对减少或避免溃疡性结肠炎复发十分重要。

溃疡性结肠炎患者为什么需进行个体化治疗?

病例简介:武某,男,33岁,3年前诊断溃疡性结肠炎,当地医院行结肠镜检查,提示溃疡性结肠炎(活动期,直肠型),但其症状反复发作,时好时坏,加之本人服药一直不规律,所以病情一直不稳定。此次因病友推荐,来就诊。

医生:根据你的情况,确实是直肠型的,所以你原来的大夫给你用塞肛的栓剂治疗是正确的,而且你的症状也能控制,这不是很好吗?

患者:但我是一个销售,总是出差,对于口服药我倒可以接受,就是每次大夫都让我用塞肛门的药物,这个我在外面实在不方便。你看我的老乡在你这里治疗了3个月,就是口服药治疗,效果很好呀,也不用塞肛剂或灌肠剂,你看我这情况能不能不用肛门给药的疗法。

医生:这个可以尝试,但你之前只用口服药的方法都效果不好,从这个角度说,塞肛的栓剂是一种比较适合你的个体化方案,我建议你坚持用药,如果进入缓解期,可以尝试只口服药物维持。

患者疑问:为什么个体化治疗对溃疡性结肠炎患者十分重要?

专家解答：溃疡性结肠炎的发病机制复杂，目前认为是多种因素作用的结果，主要包括：遗传因素、环境因素、微生物因素、免疫因素、精神心理因素等。在复杂的发病因素中，每个患者的发病因素也是有差别的。所以为达到理想的疗效，必须针对不同的发病因素、发病特征，采用个体化治疗方案。另外，溃疡性结肠炎的临床表现多样也需要个体化方案。不同患者的起病年龄、病程、理化检查、影像学特点、病理组织学改变有不一致。因此，针对不同患者的临床情况，应采取不同的治疗方案。溃疡性结肠炎的治疗分为内科治疗和外科治疗，有各自的适应证。内科治疗又有多个原则和方案，例如分级、分期、分段治疗原则。分级治疗指按疾病的严重度，采用不同药物和不同治疗方法。分期治疗指疾病的活动期和缓解期，活动期应尽快控制发作，促进内镜下黏膜愈合，降低住院率与手术率，以提高生活质量。分段治疗指确定病变范围以选择不同的给药方法，远段结肠炎可采用局部治疗，广泛性结肠炎或有肠外症状者则以系统性综合治疗为主。溃疡性直肠炎治疗原则和方法与远段结肠炎相同，局部治疗更为重要。中重度病变给予泼尼松口服，重症结肠炎应静脉使用糖皮质激素，激素抵抗或激素依赖者可给予免疫抑制剂或生物制剂，如果还没有效果，最后的治疗可考虑行结肠全切除术。刚才这位患者之前的治疗不是医生没给对药，而是他不能坚持用药，因此医生让他坚持塞肛局部治疗直肠型溃疡性结肠炎的方案完全正确。但考虑到该方法的不便捷性，也可以采用美沙拉嗪泡沫剂灌肠方法，便于携带，并且可以根据病情需要给药。

为什么硫唑嘌呤的个体化差异分析对溃疡性结肠炎患者十分重要？

病例简介：苏某，男，44岁，诊断溃疡性结肠炎10余年，反复尝试柳氮磺吡啶、美沙拉嗪肠溶片、糖皮质激素，早期效果均明显，但容易复发，目前使用免疫抑制剂——硫唑嘌呤，但副作用非常大，出现严重的肝损害。所以来就诊。

患者：医生，我这次溃疡性结肠炎复发了半年多了，当地医院先是给了美沙拉嗪肠溶片，但效果不明显，后来又换成激素治疗，虽然有一定效果，但就是撤不下来。所以当地的医生就用上了硫唑嘌呤。

医生：我看你的化验单，确实服药后，肝功能明显异常了，而且血常规也提示存在骨髓抑制的表现。你这种情况临床比较罕见，可能与你自身的体质有关。需要进一步检查明确。

患者:体质问题,我没有什么遗传病呀。是不是说我不适合这个药呢?

医生:要明确原因,我们要对你进行检测,看是否存在一个在硫唑嘌呤代谢途径中起重要作用的酶活性异常,这样才能确定你是否能继续服用这个药。

患者疑问:为什么硫唑嘌呤的个体化差异分析对溃疡性结肠炎患者十分重要?

专家解答:目前溃疡性结肠炎治疗药物中最能体现个体化治疗的药物是硫唑嘌呤/6-巯嘌呤,它是以硫代嘌呤甲基转移酶(TPMT)药物基因组学的研究为基础的。这个酶的活性与硫唑嘌呤的毒性密切相关。TPMT基因具有遗传多态性,并与酶活性密切相关,表现为常染色体共显性遗传特征。大约89%的人的TPMT酶活性属于高活性;而11%的人的TPMT酶活性属于中度活性;大约1/300的人的TPMT酶活性无法测出,属于低活性。11%有中度活性的人是杂合子,TPMT缺陷的个体是低活性等位基因的纯合子。在使用硫唑嘌呤/6-巯嘌呤时,TPMT的低活性将导致形成高浓度的6-巯基鸟嘌呤核甘酸,后者能引起明显的造血组织细胞毒性,产生严重后果,甚至引起死亡。

临床上使用硫唑嘌呤/6-巯嘌呤前检测TPMT活性或基因型在指导该药个体化治疗具有重要意义。由于硫唑嘌呤/6-巯嘌呤的疗效和毒性反应与TPMT基因型及活性相关,因此TPMT活性低下患者应避免使用硫唑嘌呤/6-巯嘌呤。或使用极低剂量(正常剂量的1/10),中等活性的患者使用正常剂量的1/2或1/3;而正常活性的患者应该使用常规剂量的药物。这位患者服用硫唑嘌呤后出现肝损害和骨髓抑制表现,很可能和他的TPMT表达不全有关,因此相关的TPMT活性检查是必要的。

中医药治疗溃疡性结肠炎为什么也需要个体化治疗?

病例简介:刘某,男,31岁,5年前外院确诊溃疡性结肠炎,曾行结肠镜检查,提示溃疡性结肠炎(活动期,全结肠型),但其症状反复发作,时好时坏,前后用过美沙拉嗪肠溶片、糖皮质激素、免疫抑制剂和生物制剂,但患者不能耐受糖皮质激素、免疫抑制剂和生物制剂治疗,所以病情一直不稳定。此次因病友推荐,来就诊。

医生:我看了你的资料,看来你把溃疡性结肠炎能用的西药都用过了,你用过这些药都不起作用吗?

患者:其实我刚发病时,用美沙拉嗪肠溶片和激素都是有一定效果的,但我对激素的副作用十分担心,所以没有坚持下去,造成了反复。

医生:可是你后来也用了免疫抑制剂呀?

患者:免疫抑制剂使用了一段时间,但老家的医生说这个药对我的肝肾功能影响太大,所以不得已才停掉了,后来也在北京其他医院用过"类克",但出现了肺部感染,就没敢继续用下去。

医生:那你用过直肠给药的药物吗?

患者:用过,各种药物的灌肠都试过,但效果不稳定。

医生:中医药呢?

患者:去过2家专科医院,人家都是固定的方案,什么溃结1号、溃结2号,每次用了也不清楚什么用药,但效果也不好。

患者疑问:中医药治疗溃疡性结肠炎为什么也需要个体化治疗?

专家解答:辨证论治是中医学诊疗疾病的基本原则,最能体现个体化治疗。辨证论治的科学性、优越性已为长期的医疗实践所证实,尤其对于那些疑难性疾病。辨证论治更注重机体的整体反应状态,注意对整体状态的调整。它强调"因时、因地、因人"三因制宜,具体问题具体处理,同一临床表现,时不同、地不同、人不同,治疗方法也不同,把病和人密切地结合成一个整体,因而中医辨证也就比较全面、细致、深入、具体,特异性比较强,在治疗上针对性也就比较强。

证就是疾病的本质,证是随着病程发展、病情演变而不断变化着的,证的形成主要与体质的个体差异有关。辨证就是辨清疾病发生的原因、部位、性质及其发展趋势,是论治的前提。辨证论治既不同于辨病论治,又不同于对症治疗,即使已明确所患为何种疾病,也不是同一方治同一病,而是仍然要辨证,所以疗效好。它是个体化治疗的一种临床思维模式,具有较强的个体化诊疗的优势。

中医个体化治疗的优势在很大程度上是通过辨证与辨病相结合体现出来的。目前临床上治疗溃疡性结肠炎多采取辨病与辨证相结合。中医药治疗溃疡性结肠炎有着悠久的历史,现代中医家认为溃疡性结肠炎患者多素体脾肾亏虚,脾失健运,肾失温化,水湿内停,湿可夹寒夹热,久则寒湿或湿热阻滞肠道,气血壅滞,化腐成脓则发为本病。可以看出本病的病因病机主要为虚实夹杂,寒热错杂。李军祥认为溃疡性结肠炎病位在肠,与脾胃关系密切;病性为本虚标实,寒热错杂。治疗上遣方用药宜以"清肠温中"为法,临证加减变化,收到了很好的疗效。

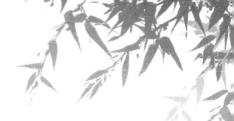

参考文献

1. 潘燕,欧阳钦. 重症溃疡性结肠炎的手术治疗. 现代消化及介入诊疗,2010,15(5):304-307.

2. Kaiser AM,Beart RW. surgical management of ulcerative colitis. Swiss Med Wkly,2001,131:323-333.

3. 美国结直肠外科医师协会规范工作组. 溃疡性结肠炎手术治疗指南. 中华胃肠外科杂志,2014,17(3):1-6.

4. 崔龙. 提高外科手术在溃疡性结肠炎治疗中的作用. 中华结直肠疾病电子杂志,2014,3(3):164-166.

5. Carmon E,Keidar A,Ravid A,et al. The correlation between quality of life and functional outcome in ulcerative colitis patients after proctocolectomy ileal pouch anal anastomosis. Colorectal Dis,2003,5(3):228-232. PMID:12780883

6. 高枫. 溃疡性结肠炎的外科治疗进展. 中国现代手术学杂志,2006,10:87-91.

7. 李冰冰,韩洪秋,刘刚,等. 溃疡性结肠炎病人术后生活质量及其影响因素研究. 中国实用外科杂志,2014,34(5):441-443.

8. Bitton A,Sewitch M,Peppercorn MA,et al. Psychosocial determinants of relapse in ulcerative colitis:a longitudinal study. Am J Gastroenterol,2003,98(10):2203-2208. PMID:14572569

9. 朱磊,赵钢. 精神心理因素与溃疡性结肠炎的关系. 胃肠病学和肝病学杂志,2011,20(9):868-870.

10. Mawdsley JE,Rampton DS. Psychological stress in IBD:new insights into pathogenic and therapeutic implications. Gut,2005,54(10):1481-1491. PMID:16162953

11. 范一宏,王诗怡. 治疗的艺术:重视炎症性肠病患者的心理健康. 世界华人消化杂志,2016,24(16):2445-2453.

12. 张新,刘冬梅,曹志群,等. 溃疡性结肠炎伴抑郁、焦虑的中西医诊疗研究进展. 山西中医,2015,31(10):60-62.

13. 黄海英,胡聪,黄海霞. 中医治疗广泛性焦虑症研究近况. 实用中医药杂志,2012,28(11):969-970

14. 彭小兰,于丽娜,李政文,等. 延续性护理对溃疡性结肠炎患者生活质量的影响. 西南国防医药,2015,25(1):81-83.

15. 刘翠玲,雷国萍,刘金秀,等. 家庭式延续性护理对溃疡性结肠炎患者遵医依从性及营养状况的影响. 中国现代药物应用,2015,9(13):237-248.

16. 中华中医药学会脾胃病分会. 溃疡性结肠炎中医诊疗共识意见. 中华中医药杂志, 2010, 25(6): 891-895.

17. 胡晓蕾, 白雪霜, 马丹, 等. 中药点滴式保留灌肠治疗溃疡性结肠炎的临床观察. 中国医药指南, 2014, 12(6): 171-173.

18. 王莹. 思密达治疗溃疡性结肠炎腹泻的机制和疗效. 中外医疗, 2016, 35(10): 128-129.

19. Suskind DL, Cohen SA, Brittnacher MJ, et al. Clinical and fecal microbial changes with diet therapy in active inflammatory bowel disease. J Clin Gastroenterol, 2018, 52(2): 155-163

20. 李迎冬. 饮食护理干预对降低溃疡性结肠炎复发率的影响. 当代护士(中旬刊), 2016, 5: 92-94.

21. 张淑芳, 江学良. 常见病合理用药丛书: 溃疡性结肠炎合理用药 430 问. 2 版. 北京: 中国医药科技出版社, 2013: 9.

22. 陈焰, 范一宏, 张冰凌, 等. 溃疡性结肠炎和克罗恩病你问我答. 杭州: 浙江大学出版社, 2015: 8.

23. 杨红, 钱家鸣. 炎症性肠病诊断与治疗的共识意见(2012 年·广州)溃疡性结肠炎治疗部分解读. 胃肠病学, 2012, 17(12): 724-726.

53检